大展好書 好書大展

大展好書 好書大展

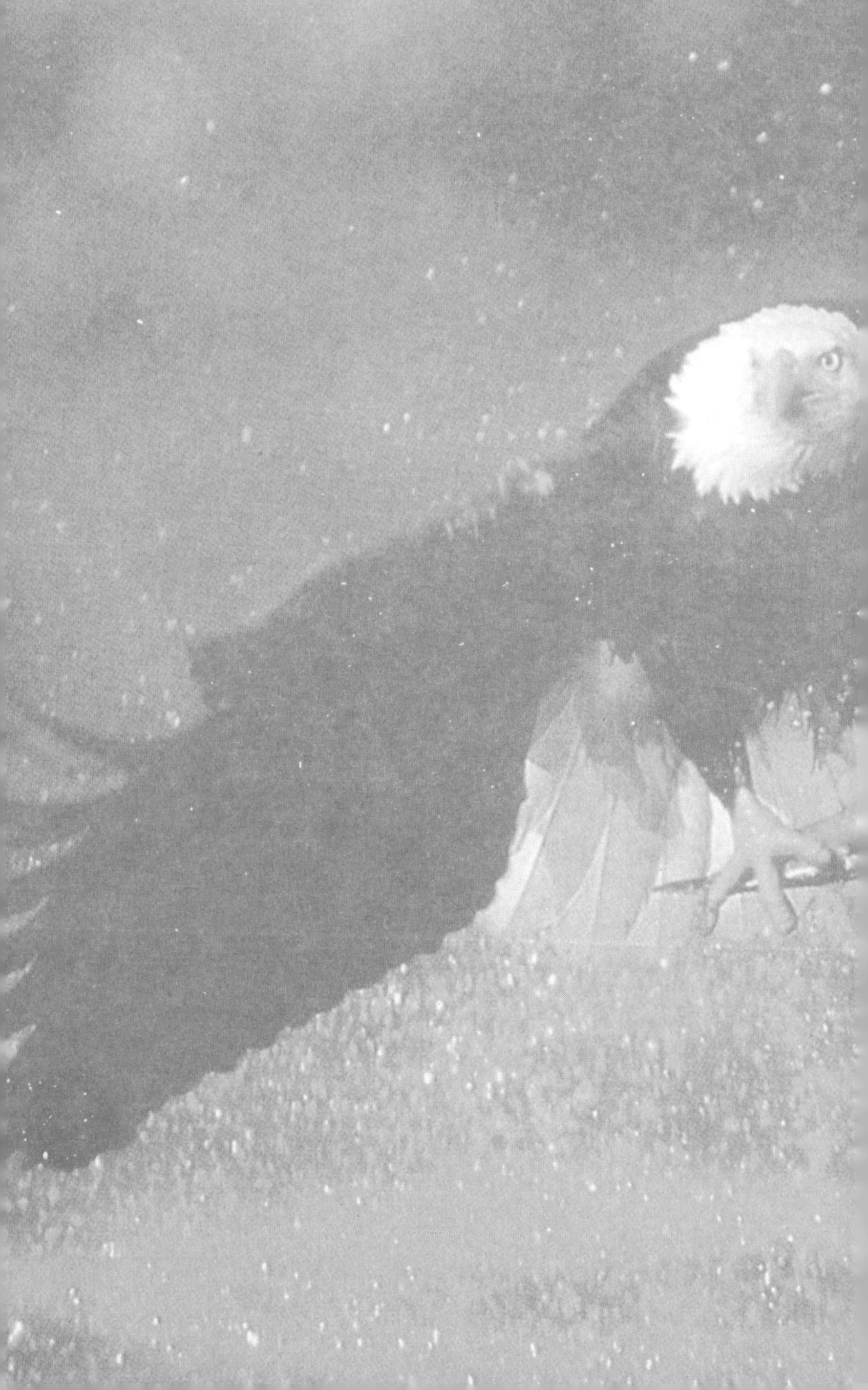

婦幼天地

27

安琪拉
美姿養生學

Angela Lansbury with Mimi Avins

安琪拉蘭斯博瑞／著

劉 名 揚／譯

大展出版社有限公司

DAH-JAAN PUBLISHING CO., LTD.

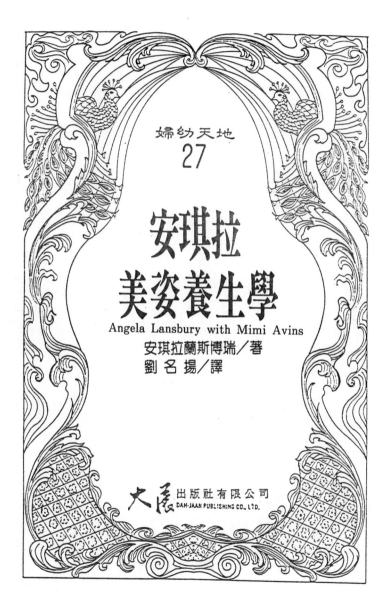

目錄

第一章　以積極的態度生活
——前　言……七
第二章　為黎明喝采
——以十八種舒展四肢的動作來開始新的一天……三一
讓肺部深呼吸，可以清潔原來混亂的心……三二
內心認真摹想的助益……三七
第三章　感覺輕鬆
——增強可動性的十四個動作……六三

晨操解除緊張情緒……六四
使自己沈浸在律動中……八一

第四章　如何才能長生不老

——能保持身材又能維持健康的吃法……八七
下定決心減肥……八八
攝取低脂肪高纖維食品……九三
由醫學雜誌獲取知識……一〇一

第五章　把握每日

——滿足身體及心靈的活動……一〇九
面對身體或心理挑戰……一一〇
游泳使我頭腦清醒……一一七
讓雙手做任何事……一二一

孫子是使我想保持樂觀的最大原因……一二九
讓心情開朗，你永不覺得無聊……一三一
不必退休在搖椅上重寫心得……一三二
參加很平常的活動，讓他變得特別，從中獲益……一三五
家庭是單一且在生活中舒適的最重要組織……一四〇

第六章　在人前光彩耀目

——在任何年齡都能表現出高貴及美麗……一四三

高仰濶步的走進百老滙劇院……一四四
不一定要成為女演員才能擁有迷人的美……一四八
當你站得愈高，別人愈注意到你……一五〇
衣服可以改造女性，揮別老態……一五四
化妝也能改變我們的年齡……一五七
到了一年齡層後，整容手術對我而言似乎是適當的選擇……一五九

即使已臻於成熟，也不必失去溫柔的婦女特質和性感……一六三
第七章　展望明日
——結　語……一六七
後　記……一七一

第一章　以積極的態度生活

——前言

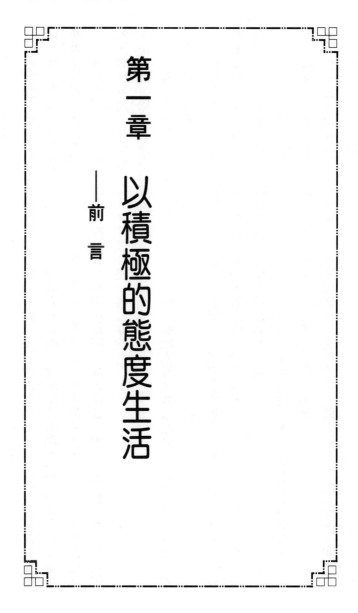

在以潔淨藍天及燦爛陽光著稱的南加州，我在此居住達六年之久。但是，時常會有在倫敦人們俗稱的「碗豆霧」從太平洋中襲捲而來，此時，我座落於山邊的房子，馬上就被霧氣團團包圍了。每當這個時候，我總愛燃起爐火，置身於一舒適的椅子中，閱讀一大疊的信。

寫信的人遍佈全球，從年輕的母親乃至中年教師以及居高職位者和藝術家。雖然每封信的內容皆不同，然而信中有許多問題却是一再重複的。

「為何妳總是精力充沛？」

「為何妳到這年紀還如此有活力？」（哎！聽起來好像我已經九十九歲了！）

「妳是如何維持身體健康？」

有些問題聽起來好像我是著名的偵探小說家——潔西卡佛蕾芝。某些時候，人們會將我與她認為是同一個人。然而究竟還是有些不同之處，潔西卡的精力，樂觀及好奇心是我所佩服的。而這些她所擁有的特質，也就是使人們長壽的因素。

一位六十歲的女人都會有過二十歲或二十五歲的年輕歲月，然而，當我們日趨成熟、年長，會確信的是，要有如年輕人一般的活力，從事一些激烈活動已不易了。

有一日，我與孫兒一同玩球，當我擲出球後，突然手臂一陣刺痛，原來是拉傷了肌肉。

當多年後，關節變得不是很靈活，你無法要它做什麼它便能如你所願（當然，我並不因此而停止擲球活動），與孫兒一同玩樂是我生活中不可或缺之事，但我知道年紀大了，如果我還要持續有活力，必須保持身體的健康。

攝取一些能持續活動力、增強活力、緩和運動的措施永遠不會太遲。雖然我不是健康專家或營養學家，更不是健康方面的狂熱者，然而，我致力於去發現一些能讓我享受此事物生活型態的方法，我相信你也能。

人的年齡日趨增長，我懷疑是否我們的行為也可以跟著身體狀況的轉變而改變，或著我們被期待去從事一些能符合年齡的事。從寄給我的信件中，我知道人們都樂於見到我不只能做符合我年紀的事，數週後，潔西卡佛蕾芝證明了一點——「年長的女人」不再需要在擁擠的人群中接受年輕人的讓座了。

如我們般年長的女人亦能完成一些大膽的及持續進行的事物，亦可擁有魅力，甚至可以有一個充滿希望的未來，而非終日困坐家中度日。來自不同年紀的訊息讓我了解，我們並非正在尋找一長生不老之泉，而是一切實能讓我們享受人生的努力方式。

大部份的人們都不喜歡時間的逝去，沒有人樂於去面對死亡。然而年長者由於經歷了大半人生，從生活中汲取了許多寶貴的智慧及經驗，這些是很令人讚賞的。於是利用我的專業知識及經驗在同時兼顧健康之下努力工作。

身為一女演員，我必須比一般人更加注意健康。不可置疑地，我必須（或應該）在鏡頭前維持一定的體重，這都歸功於早年所受的舞蹈訓練及近年的劇場經驗，相信這種說法不適用於每個人：有一些姿勢可以有彈性並適合自己。我發現有一些不太激烈的伸張四肢運動及動作，可以有效地維持我的活力及健康，在這本書中皆有詳盡的介紹。

健康對我而言，並不只意味多運動及注意飲食，更代表了內心的心理狀態，除非你的內心每天都樂觀，否則，縱使你有非常健康的身體也無大用。

人人生而不同，有的人樂觀、積極，有的人卻悲觀、消極，我們已漸漸年老，疾病纏身，且無法如正常人般過日子？我曾見過有些長年生病的人卻以充滿希望的態度來克服疾病而完成他們想做的事。

主要原因在於他們的態度，他們從來不覺得——「我很可憐」，而是認為——「是的，我遇到一些問題，但是它並不會影響家人及朋友與我之間的關係，我必須去解決這些問題，然而我也要盡情地享受美好的生活。」

自少年時代起，我便養成了「把握現在」的精神。「把握現在」對我而言，便是自此時此地起，我有權利可以過著我想過的快樂生活。我小心翼翼地不讓自己掉入下句話的陷阱中——「早知如此，我就會（或不會）這樣做了」相信很多人在替自己的失敗辯駁時，一定都說過這句相同的話。

我寧願往前看也不願意回顧過去，因為「放馬後炮」是於事無補的。「現在」是唯一能讓我們參與的時間，下一個小時或明天都無法涉足。與其去擔心我上週扭傷的足踝，不如現在開始做一些我能力範圍可及並對身體有益有的事。

我很少循傳統，確實的途經去完成事情，通常我都是依個人的方式來完成。無論我手邊的工作是歌唱、跳舞、運動或騎自行車等，我總是能完成，這並非自我炫耀，但我確信當我心裡想做任何事時，我都有獨具的能力來完成。

每當在運動時，如超出我的體能負荷便會馬上發現，因為肌肉無法適時跟上節拍，此時我會想辦法使它儘量放鬆並柔軟，我從不為自己設定身體狀況無法達到目標。我要找尋的足以使生活舒適及實際的活動。

我對於健康的看法是源於我的母親。當我還是個小孩時，她常帶我到倫敦的「麗晶公園」

去參加一個「健康與美麗」團體做一些運動及動作。那時的我，是個天真活潑的六歲女孩，常穿著希臘式長袖衣。我們常頭戴著如甜甜圈般的絲絨走在草地上，媽媽會教我如何放低肩膀，走一直線及集中注意力等。

我們常在清新的空氣中跳著古典的希臘舞蹈，伊莎朵拉•鄧肯此位有名的舞蹈家曾發明了自由的舞蹈方式，而我們亦迫切地想學這種可愛並輕鬆的舞步。

所有的女孩都愛跳如神話般夢境的輕盈舞蹈，我也不例外，在「健康與美麗」團體中，我學到了自然移動舞步的舞蹈動作，更重要的是，我了解自己的身體。看到朋友們，我母親及其他女性歡聚在一起慶祝健康及美麗，女性不管在男尊女卑的時代或女性自主的時代，都是極優雅的動物。我母親有全世界最美麗的臉蛋，然而在地皂犬半輩子中，。都要和體重抗爭，然而，當我們加入此團體之後，她亦做同樣地舞蹈動作，此時，她就好像窈窕精靈或女神般地跳舞。

舞蹈是我所受教育的一部分，因為我總是在舞蹈班，舞蹈是課程的一部份，當我十二歲時，進入舞蹈學校，學芭蕾、踢踏舞及其他種類的舞。我家是個演藝世家，父親在我九歲時就去世了，而母親一直深深灌輸我一個觀念——「優雅」對於一位演員及女人而言，都是很

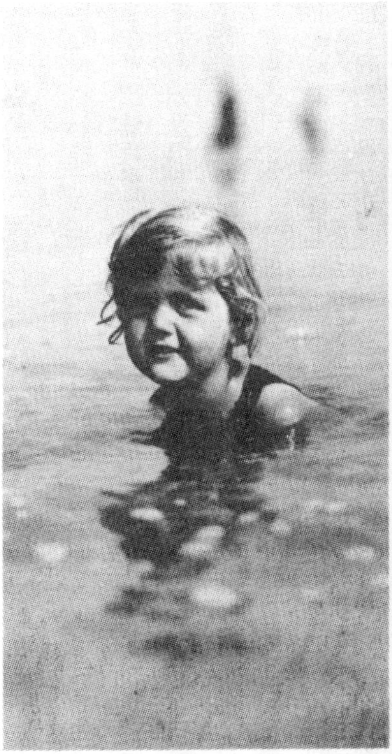

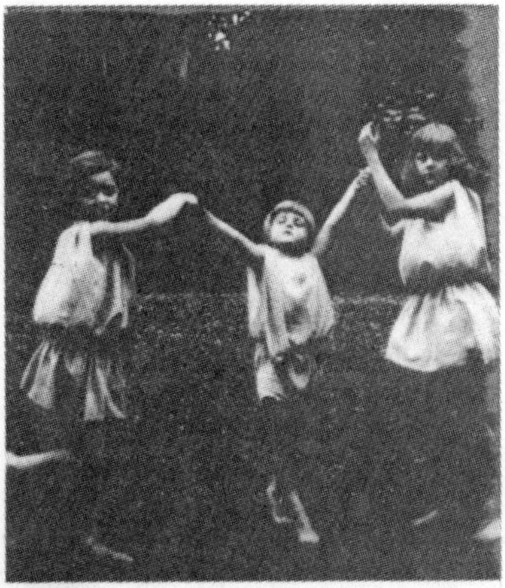

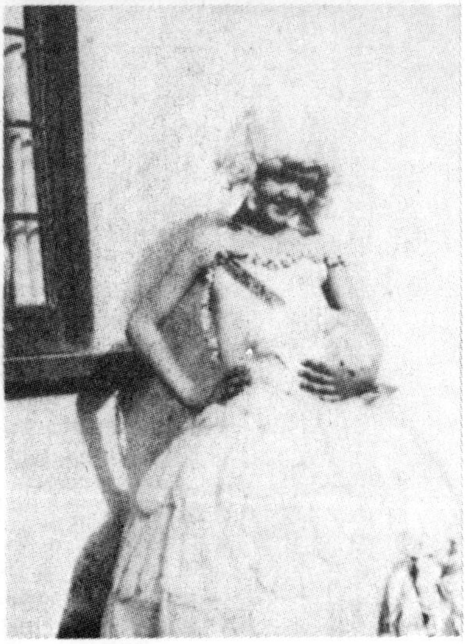

小時候參加「健康與美麗團體」時游泳照中（中間的人便是我）我已經了解我的身體了，我頗有戲劇方面的天賦。

重要的。

在英國被轟炸前一個月，一九四○年時，我們離開倫敦移居紐約。雖然在戰時離開故鄉而遷居他國是很難令人習慣的，然而我生性樂觀，並樂於面對生命中的挑戰，克服這些阻礙及工作對我而言是令人興奮且有趣的。

在移居紐約後，我進入一間戲劇學校。小我五歲的妹妹獲得一所優良補習學校的獎學金，而母親則很努力地工作。在學校我致力於穿著不同服裝走路的訓練——例如：穿著腰墊來走路。我們學習移步及跳躍（就是現在我們所謂「伸展四肢運動」以及利用肢體架構來表現出某種特色——像個老人、病人或疲憊的人般走路（我想也許是因為演員太了解自己的身體了，故而當他們年老時，他們知道那一種姿勢可以看起來年輕些）。

母親前往加拿大觀賞由加拿大皇家空軍所表演的飛行表演，在此旅程的最後一站，她前往有許多以往在英國演藝界老朋友的洛杉磯，當夏季結束時，我收到她的來信，信上說：「我建議你暫且忘記學校中的男孩，把公寓關上，到洛杉磯來吧！」

當我十六歲時，已經比同年齡的孩子多了一份責任感，因為戰爭讓我自立，我替兄弟燙襯衫、收拾衣褲，在逆境中成長的我們較容易適應環境，經過了多次挫折後，我才發現幸好

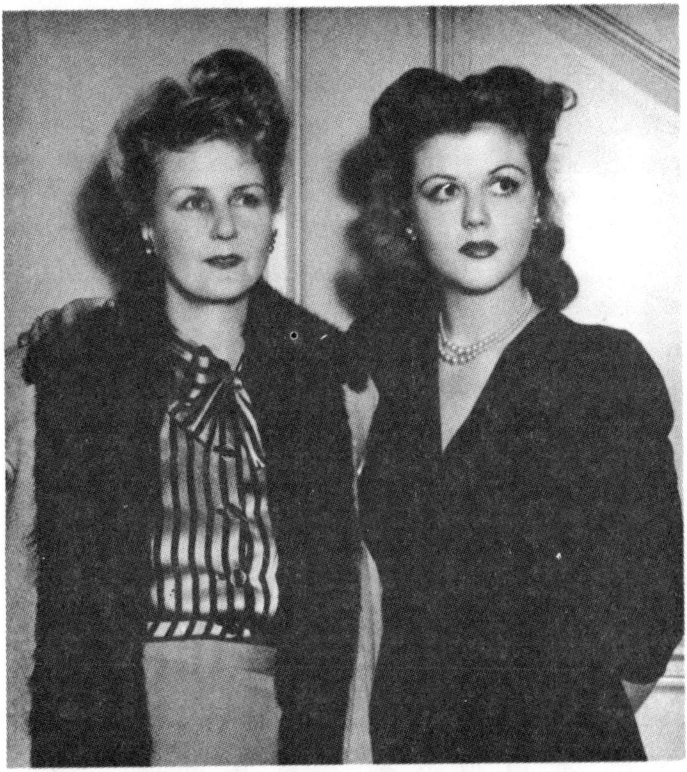

當人們說我和母親（夢娜・麥考姬）長得
很像時，總令我高興。
兩人合影於1944年

有這些挫折才會成長。經歷戰爭之後，你愈能珍惜明天，並知道友誼，人際關係及金錢的重要。我相信自己的能力，從不感到無助或後悔。

母親灌輸我的人生哲學便是——確信每件事都可能發生，利用自己的精力去改變環境及達成目標，與人們維持良好的關係，她並且鼓勵我儘量快樂，別被疑慮及疑神疑鬼來左右。

由於此種積極進取的觀念，我便將自己的精力發揮到極致。當我年輕時，總毫不猶豫地使自己精疲力竭，我可以盡情地享樂且毋需擔心第二天沒有精力上班，因為在年輕時，可以想做什麼就做什麼。

十八歲時，我加入ＭＧＭ工作室，那時尚無一有系統的運動課程可以提供年輕的舞者，全賴我們去發展，可是起初我並沒有將這件事放在心上，直到再三星期後，我們必須為一部如「Harvest Girls」般的電影音樂劇排演時，我慢慢做了這件事，很顯而易見地，倘若你是「Cyd charisse」你可以每日上芭蕾課，然而對我而言，必須面對並解決環境中發生的每個問題，我只有在舞蹈班中缺乏我的角色時我才會去。當你年輕時，你的肌肉是放鬆的，故而做如何高難度的工作都沒問題。

由於在一九五〇年代，我正開始組成家庭，開始新的家庭生活，故而電視、電影及劇院的工作對我而言，都是令人興奮且有趣的。我和彼得・蕭結婚了，他是一位在一九四九年剛自軍中退伍的英俊男子，若干年後，我們有了一個兒子和一個女兒，；彼得前一次婚姻所生的兒子也和我們一起生活，我們是艾森豪那個年代中典型的五十年代夫妻，有一輛舊的大汽車，和一隻懶散的英國老牧羊犬。

和我一同演戲的人就好像一家人一般，例如，我曾和伊瑟・巴利摩爾合演一部「仁慈姑娘」的戲，因為她生病，故而我們停工了數星期，但仍有領薪水，於是我們建造了一個稱為「伊瑟・巴利摩爾」的泳池，有位莎士比亞風格的演員——「摩瑞期・伊凡斯」也參加此劇的演出，我記得他走出房子為我們設計此泳池庭園造景，他挖掘了所有要種薔薇花的洞穴。

數年後，我們搬到梅利普，住在多變海洋旁的房子裡，過著戶外海灘生活，大部份的時間，都是在陽光下，或和孩子們一起在花園玩耍，我總是穿著短褲或泳衣，在那時，從來不擔心自己是否會變胖？腿是否會變粗？因為年輕的時候，你會認為很多事都是理所當然的。

理所當然地，我是一位職業婦女，但是這個頭銜並不會給我帶來任何的包袱，我覺得我做得比現代的任何一位職業婦女都好。我將自己的一部份分給孩子，一部份則分給工作，而有好幾次我必須離開孩子們數個月時，就會覺得無法二者兼顧，雖然我並不喜歡離開孩子，

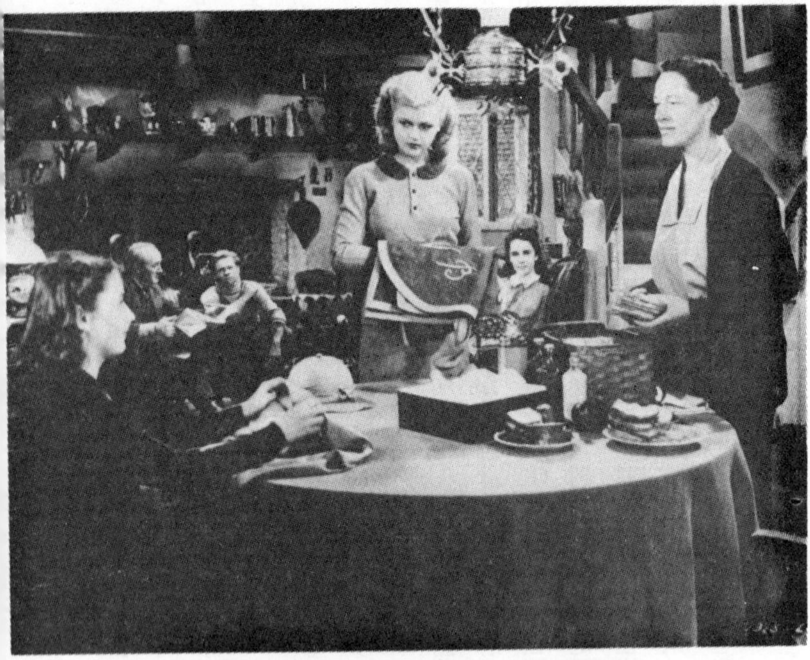

這三張照片是早期我最喜歡的三部影片：
1944年，National Valvet（背後是麗芝．泰勒及米琪．隆尼）
Dorian Gray的劇照（1945）
Harvey Girls（1946）

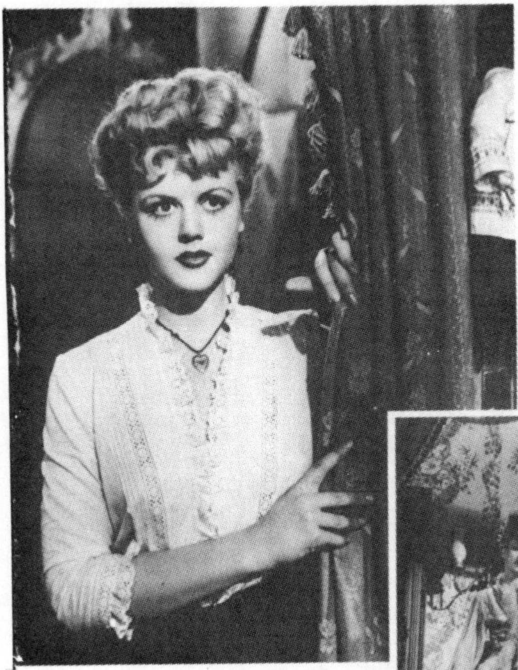

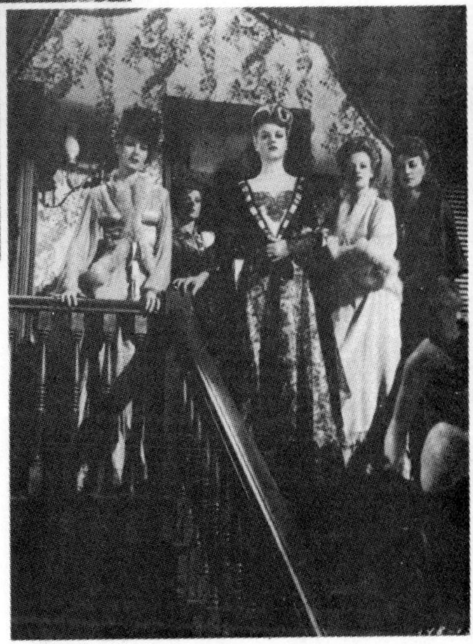

可是那個年代女人較不會認為自己有罪惡感。找一位能照顧孩子的人來工作，對職業婦女是最有用的，所以，我也僱用了一位能替我照顧孩子的蘇格蘭女性來工作。

一九六〇年時，我決定要在百老匯作長期的發展。為了隨時保持豐沛的體力工作，我決定讓自己身體保持最佳狀態。就像我要主演的音樂劇「Mane」一般，我必須先訓練自己。當我剛剛邁入四十歲時，每星期我都要表演——非常活潑的演出，此時，我更需要體力。在預演前三星期，我和教練一起努力練習Beatrice Arthur和我一同在地板上練習芭蕾，讓我們能溶入劇中的角色中，真是棒極了。

在過去幾年，我大部份都在紐約工作，我喜歡這高昂的工作環境，同時也覺得必須有一個可以在工作之餘休息的地方，所以我們在愛爾蘭買了一幢房子，在小時候，我和在愛爾蘭的祖母度過美好的時光。我們深愛的家，位於喬治亞州，建造於一八二五年，為一牧師所有，佔地二十英畝，並有溪流於屋後流過。在溼暖的南愛爾蘭，日子是很悠閒的。我們在Malibu的家於一九七〇年被火災吞蝕，然而，在多年後，愛爾蘭的家仍屹立不搖。

在愛爾蘭的生活中，最具吸引力的，便是必須每日都保持良好的身體狀況來生活，每天我都必需騎腳踏車到鄰近的村莊，或是騎五哩路到較大的城鎮，每天都帶柴火回家，從頭開

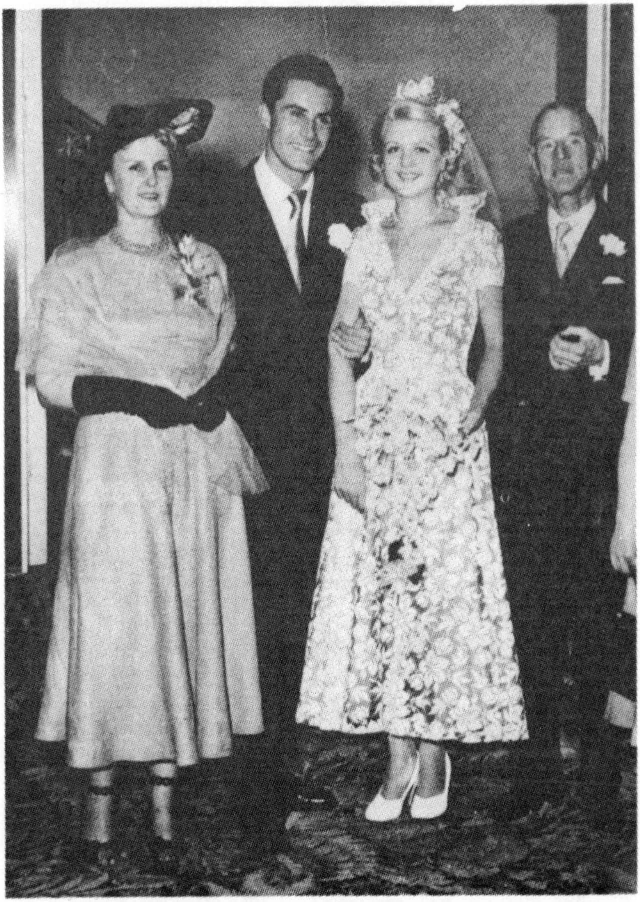

1949我和彼得結婚，左為我的母親，右為彼得的父親

始烹飪。我們在自己的圍牆花園中種植蔬菜，這花園約有半英畝，亦常常漫步到「我們的河」中抓魚，以便當晚餐時的菜。

住在那兒就好像過著時光倒流的生活一般，我必須做個真正家庭主婦，並不只是現在我們所謂的「家庭主婦」。我總記得當客人踏著月光照亮的碎石路而來時，我可以聽到他們的腳步聲。由於屋子裡不夠暖和，大家通常都穿著毛衣。在愛爾蘭我過著最純樸而簡單的生活，此時，在家人的陪伴下，我覺得自己是有用且能幹的。我竭盡所能地讓自己的生活單純，並創造健康、和諧及充實的感覺。

在愛爾蘭讓我身體健康，而當回百老匯工作後，我不想工作得太累，不想承受太大的壓力，或者是不愛惜自己的身體。倘若我即將演出如Gypsy，Mame或Sweeney Todd般需花費大量心力的表演，我不會考慮去敷衍了事，必會全心準備，為了這原因，我必須訂下某些要遵行的守則。

我必須減少睡眠的時間，放棄休閒及個人的想法，將表演當成首務之急。勞倫斯·實立佛曾經說過一句至理真言：一位演員需要運動員般的體力。在舞台上大聲吶喊，讓最遠的觀衆也能聽到你的聲音，讓這種狀況成為天生的特質，讓別人看似你不須費太大的力氣，這需

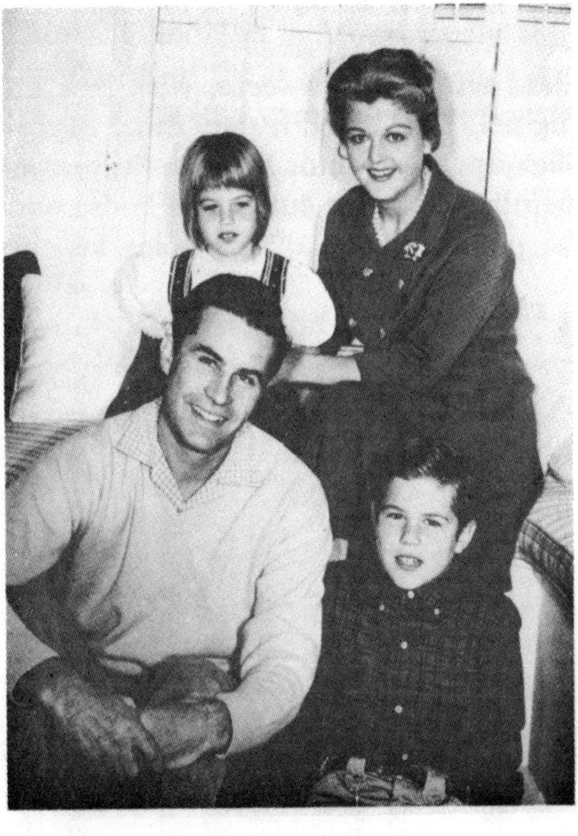

我和家人在加州

要大量的體力及意志力的集中。

雖然我盡量注意自己的健康，充分休息，不過量飲食、不喝酒、不抽煙，但是似乎還有另外有一無形因素影響我的體力，那就是——「單純的幸福」在工作場合，我可以獲得他人的認同，這種認同蘊育了我的自信心並使我擁有了更多的精力。

在我年輕的時候，母親將「找個好工作」這個觀念深植在我心中，在百老匯盡力而為的經驗告訴我，如果我要竭盡所有的力量去做每一件事，同時也應保護自己的健康。我更了解一定年紀的女性若想要活力充沛，就必須整頓她們的精力。倘若你喜歡你的工作，或做生活的某件事，你便應「樂在其中」。

雖然我已經從事舞台及電影表演多年，然而，「Murder She Wrote」此部戲對我而言卻是一個全新的經驗，課程中包括了要演出每週播出一小時的電視劇，也就是說，我每天都得工作十五至十六小時，每週五天。

此工作看似簡單，其實是很可怕的。我一會兒都不能離開，好像犯人一般，日復一日，沮喪之外，我開始暴飲暴食，長久坐著不動，於是愈來愈胖。多出了約十五磅，此時，我並不舒服，我開始頭疼、胃痛，甚而心悸（典型的壓力症），聽起來似乎很荒謬，於是表演之

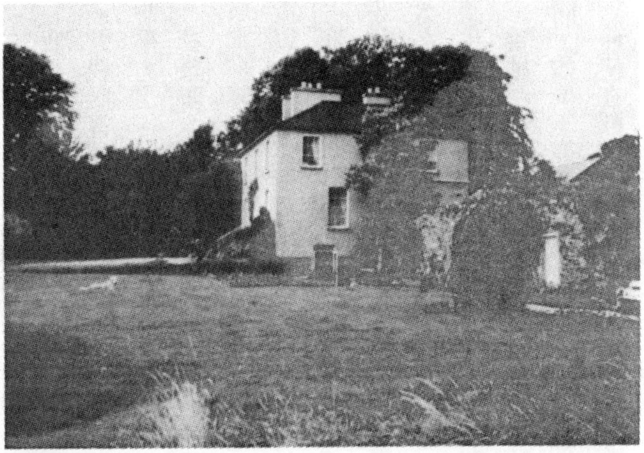

自從我們住在這愛爾蘭屋子的日子以來我有著珍貴的回憶

後，我生病了，過度勞累，過度肥胖，似乎陷入悲慘世界。

問題在於沒有人會注意到我正在做一件一般女性無法辦的工作——演電視劇這件事。他們忘記了我比一般年輕女性略為年長一些，我被放於一個「年輕人都可以輕易做到」的模子中，但是，事實上我做不到。

於是我打電話給環球電視總公司告訴他們——「非常抱歉，我實在無法繼續下去了」，他們被嚇壞了，並考慮去改變自電視開播以來的行程規則。其實，我要的只是工作不要一次超過十二小時，也就是說，一部戲可以八天完成的，不需要趕著在七天完成。當我指出這個問題後，他們瞭解必需做適度的讓步以便能符合我的需求，對這件事而言，他們是很慷慨、體貼的。

我必須站出來說「對我來說，讓步似乎還不夠，讓我們一同找出一解決之道」。健康的定義對我而言，便是好好的注意自己的生活，讓自己有充足的休息，如此一來，就不會有太大的壓力了。

我想理性地先認定現在的狀況，一再活在憤怒及疲憊之中。了解自己的極限並建立一範圍原則，讓別人也知道這原則並尊重它，是我很重要的一個課題，也就是說，去了解我現在多重以及在吃那一種維他命，但是，要如何去達到我的需求呢？

我有一位不是在演藝圈的朋友，最近也發生和我相同的問題。她的女兒總是在下午將三個小孩留給她照顧，一星期數次，已經養成習慣。她很愛這些孩子們，但是照顧這麼小的孩子太久讓她覺得過度負荷，緊張及疲倦，然而，她又不忍拒絕。最後，她的丈夫告誡她，如果她生病了，再也無法有任何可用的時間來照顧孩子了。

當她平和地向她女兒解釋這種情形時，她們也同意每次只讓她照顧一個小孩，而且縮短時間，如果不是我的朋友說出這個問題，她的女兒還是不會知道問題所在。

縱使在數年前我就已經要求更合理的工作時數，然而，現在工作時數仍奮多了些。通常

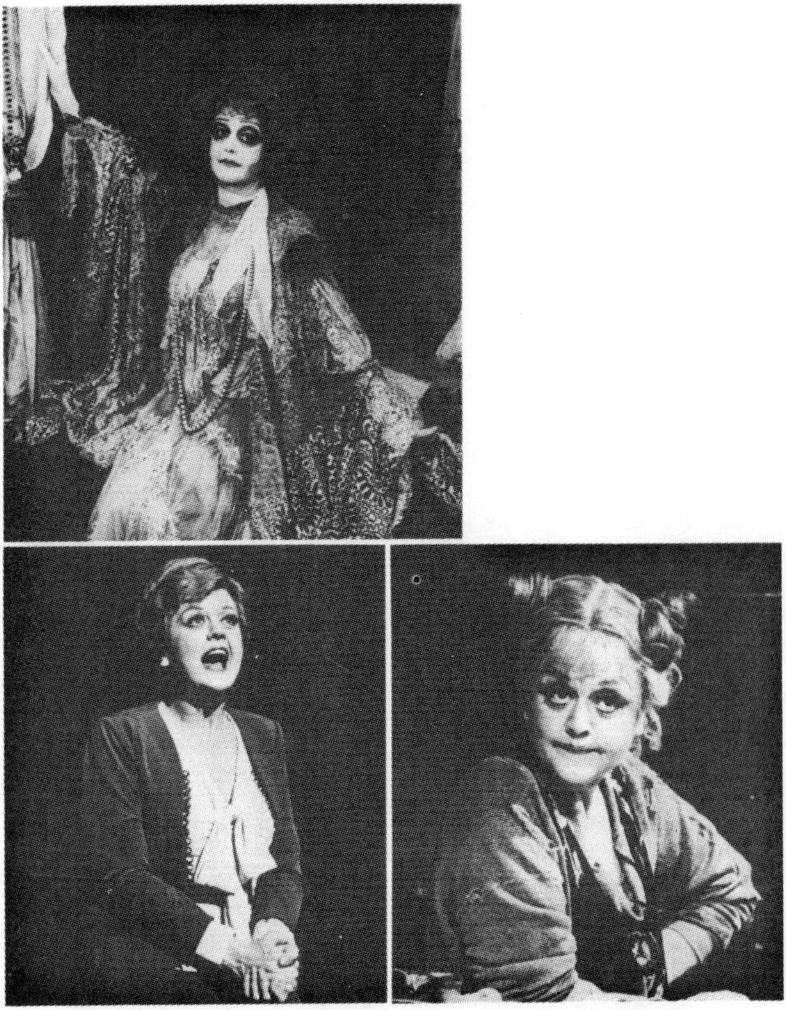

我在百老匯的舞台生涯是很令人滿足的——我飾演許多不同層面的角色，左上、左下及右下的照片分為我在「Dear World」「Gypsy」「Sweeney Todd」中的演出。

我都在早上五點半起床。儘量只花一小時的時間在出門前準備工作，也都在家自己化粧。我堅守只工作十二小時的原則，在七點或七點半前回到家，享用一頓輕鬆的晚餐，然後研讀明天或下星期演出的劇本。

我經常都是活力充沛的，不論是在和孫兒們玩樂時（你有沒有和五歲小孩一同玩耍而不輸他們過？）或栽花、工作時皆然。現在我的活動和規律的運動都以能維持身體健康並不超過身體負荷為基本。倘若明天有一場五分鐘舞蹈或電視歌唱表演，我都必須先做訓練。

我的生活型態已經賦予我能迎合工作需求的信心，從不做超出負荷的工作，因我不想做一個超人。

我常問自己「你現在一切都很好，是否你八十歲的時候也一樣呢？」為何不？我隨時都有新的開始，我做的每一件事都是我邁向成長及樂觀的一大步，並對特別的事物都特別有興趣，唯一能阻止我的好奇心的，只有當體力無法負荷時，所以，如果你可以溫柔地對待自己的身體，它就會讓你隨心所欲。

有幾次我做了一個神奇的夢，夢到自己是位舞者像風一般輕，跳過舞台。當我醒來時，我知道自己的身體其實無法做到這種程度，也因有這種預兆的夢，我可以灌溉自己的夢想，儘力使它成真。

做每件事都堅持其一成不變的原則，讓我處在最好的狀況中。我是個一切都崇尚規律的人。當工作時，總在固定的時間起牀，因為需要在每一天重新開始前有充分的時間準備，我也吃相同的東西，因為它們適合我，如果某一日暴飲暴食，那麼那天下午就會很不舒服。

在以下的幾章中，我將和你們分享我的規律生活，運動以及飲食。希望會發現在任何年紀都能健康的要素，而這些都是我們長久以來所努力追求的。

我記得當我媳婦懷第一個孩子時，她閱讀了許多有關如何為人父母的暢銷書，其中，許多專家對於「當小孩在哭時」要如何處置有著完全不同的說法，有人說「抱他」，有人則說「不要抱他，讓他繼續哭」。

又有人說「抱他，但是只能抱他一次」，她感到有些迷惑，但是她說「我會把這些專家的建議當作參考，但是當問題真正發生時，我會去做我覺得對的」。她對於自己的信任，也就是今日我之所以有三個可愛孫兒的原因。

不管何時，都相信自己的直覺。知道什麼是對我最有利的，所以，如果你完全以編輯方式來看待我的理論，如此一來你可能無法完全領會。

希望你會考慮我的生活哲學和進行的活動，但也要尊重自己的想法和個人差異，因為，只有您自己才了解什麼是對你最而利的。

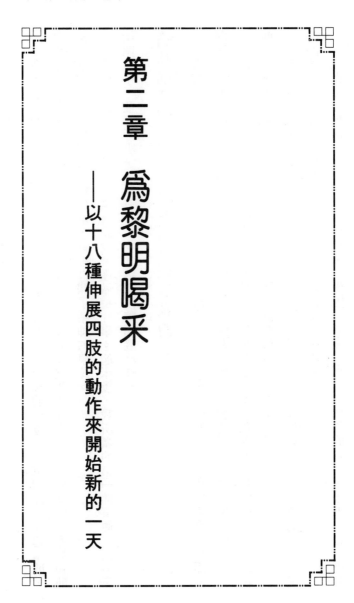

第二章　爲黎明喝采

——以十八種伸展四肢的動作來開始新的一天

在大多數的早晨，我床頭的鬧鐘都會響起令人不可原諒的鈴聲，按下鬧鐘，在起床前，我將膝蓋靠在胸前，眼睛尚未睜開，而我的心正介於睡眠和清醒之間，然而當將膝蓋靠胸前後，整個身體都伸展了，好像拿了鑰匙打開了精神的泉源。

我每天都做特定的事，這會讓我積極做每件事。起床後，我所做的第一件事便是到浴室中照鏡子，並深呼吸，反覆五、六次，這可以讓頭腦清晰。

讓肺部深呼吸，可以清潔原來混亂的心

事實上，就像史帝芬・桑得漢所寫的抒情詩——Follies中所述：通常在早晨我的心都很混亂，試著去區分重要與不重要者，想想今天我需要些什麼，我的腦中需要氧氣的灌溉。

此時，我會利用幾分鐘的時間來深呼吸，首先是在臥室窗外花園映入我的眼中，玫瑰花伸展開來吸取陽光的溫柔，於是我伸展手臂，就像也要汲取陽光一般。

當我的小孩上學後，老師教他們唱一首有關星星的歌，並作伸展他們小手臂的動作，還記得當我在深呼吸並伸展手臂時，太陽好像也在向我致意呢！

在做深呼吸前，我會早起十五分鐘，僅因必須充分利用這早晨的時間做呼吸。這一段時

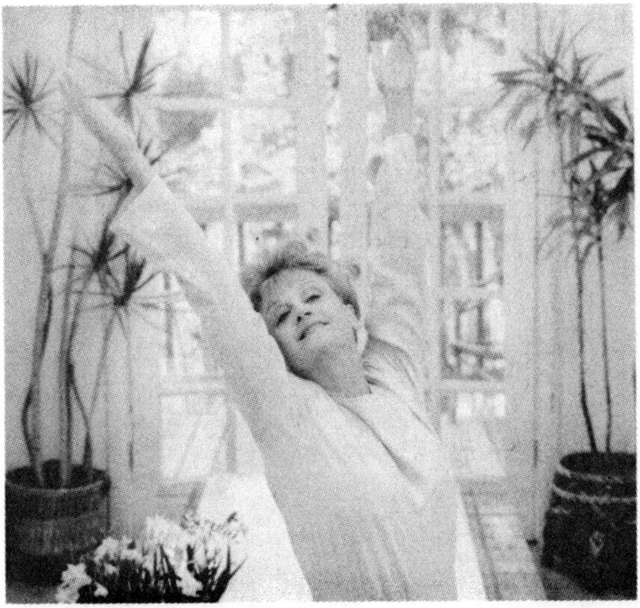

每天早晨當我向黎明道早安後，便開始生命中美好的另一天。

間不但讓我的思緒做一番整理，也給我自己一次重新的機會來回憶，那些在睡前慢慢之延伸瞬間所呈現的想法、未完成的夢及點子。

當你帶著問題入眠時，會常常看見它杵在更亮的光中。你漸漸入睡時就會縈繞著解決之道。早晨醒來就有了辦法。我深信藉著利用早晨這一時刻呼吸，你就會有時間確認解決之道，並了解此刻的你，已知道如何著手解決這問題，似乎就像你的前面有一團毛線，輕鬆地就睡在上面。

然後，我就會去沖個澡，弄一些熱水在脖子及肩膀上。每天早上洗頭。這是世界上最棒的感覺。不過對於我的用水量感到有點罪惡。但有一點我必須說明的是，它使我想起這是讓我舉起手及刷洗身體的最佳運動。若不運動會很輕易地失去上臂膀力量。如果我感覺很喜歡的話還會在沖澡中作些伸展動作。在下幾頁中你所看到的一些動作，我以身體不受限的姿勢來做伸展及擴張，身體向上張開，使身體準備好去迎接一天之中最重要的課程。一般而言，我的心也準備好去迎接，就像已一切就緒要去面對即將到來的挑戰。

沖完澡之後，用一條硬的毛巾向下搓。讓這循環流通全身，然後用蘆薈乳液，在手掌心搓熱後。抹全身。我發現用乳液時用大的寬口瓶，比用那些擠壓式又會嚮聲的管子來得更舒服。我喜歡用大量的乳液，所以可更快、更輕鬆使你的手伸進一些東西當中。當我抹乳液滲進肌膚時，再做按摩。

以此平順、有節奏的動作來增進血液循環，我可以確信的是，使那些較髒的部位，像上手臂女人較易積贅肉，我就會抓一抓那些困擾的鬆軟部位，像大腿內側給予它們一個相當舒服的油壓。我做膝關節運動，比我在做麪包時，真的是在用手指推拿。

當我在身體周圍拍打時，我覺得很棒，但是我認為更有價值的是此程序。你必須知道如何了解你的身體，我藉著每天所做的按摩。在每一真實的感覺中，與身體維持一連繫狀態。

一旦你已真的在運動身體時，你就會面對這事實，屆時即可決定你是否想做任何事來證明這情形。

假使你使身體過了壯年時期就不可能健康。沒穿衣服在屋裡四處走動時，我最大。我非常的「開放」，當然，我都私底下這樣做。總而言之，我是不會在那個時候應門的，我對自己的自在感非常嚴格。我不穿睡袍睡覺。我覺得讓你的肌膚在晚間充分呼吸是非常重要的。我想在早晨讓空氣第一個進入到我們的身體非常棒（如果不太冷的話），因而就不會害怕自己沒有穿衣服時身體的儀態。

當我正在按摩時，我會做些自我評估，但是我對自己要求不要艱難，我認為自我接受是最不可或缺的。我們身體上的某些東西是我們無法改變的，因我們都是雙親遺傳的產物，我也牢記些許很好的理由來，堅信某些部分的改變中總有你喜歡的事物吧！

這點講完，我把時間放在一天的開始。

當我用乳液來緩和身體時，我會專心冷靜我的思考，我期盼接下來的六個小時該做什麼事。這是使我眼中最完美的一天中具體化的一刻。

每天迎接不同的事情必須要先有所安排。我會想一下在接下來的一天所呈現出來的需要

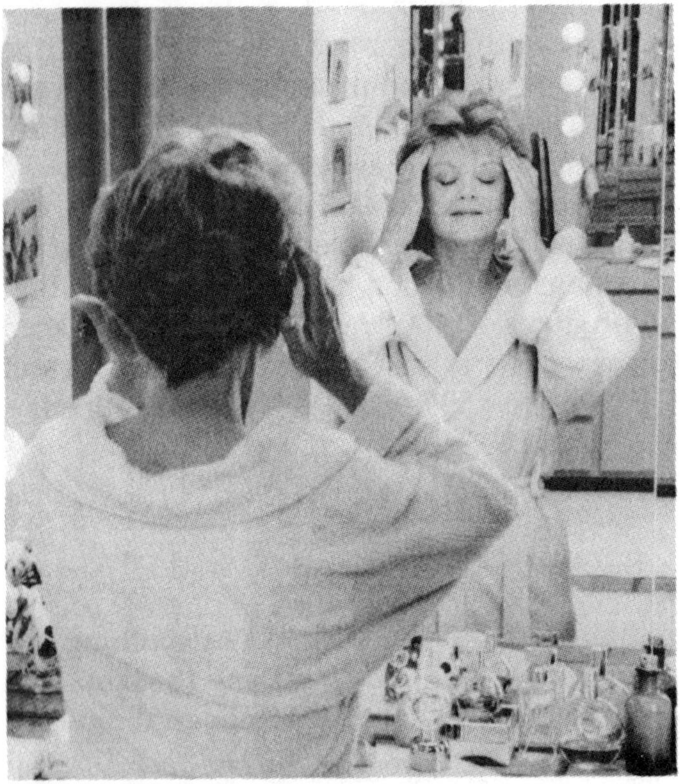

用一點時間在專心於每天開頭的每一分鐘非常重要。

有那些，然後摹想自己輕鬆美好迎接時的樣子。我想起自己將要試著用每一平和甜蜜、冷靜的感覺去過每一分鐘！

內心認真摹想的助益

我用很認真的精神來清除任何可能破壞盤據在心中的態度。我會抓著自己的弱點說「我不能做這」或「那行不通」或「我不專於此」。我會很快的對自己說，「取消吧！我期待更好的出現」，千萬不要使那些自我毀滅的想法成為承載於你心上的負擔非常重要。問題是我們太常接受自己最差的評斷，然後積壓直到它們循序成為我們心裡負擔的一部分。建議的力量行不行得通，端看負面及正面的我們怎麼做！

在新的電視節目開始開播之初，我會很注意那些以前我未見到的演員工作同仁。我很擔心會有一大篇的演說辭要記。如果我有些關心這檔事，就會懷起自己是否有足夠時間在車裡讀完。

所以，我會想像在車子裡我有相當充分的時間在到達工作會場時背完那演說辭。我想像一切會隨心所欲，攝影棚會走得很順利，每個人都答得非常好，然後美好一天的工作就此落幕：我們會對憂慮漸感痲痺，取而代之的是，我發現當摹想自己會達成時，就會成功！

不管你是將要去看牙醫或是為家庭問題苦惱，抑或正在交涉一筆難作的生意的情形時，如果你期盼它是正面的。那麽你會看到自己很成功地完成，這很有幫助。在早晨，看到自己接到電話、工作被錄用、通過考試、朋友找。以你心靈之眼看自己，將感覺很美、不累，更能去應付。那麽打開一扇新的心靈之窗，重溫一下友誼，踏青，煮煮一些家常菜，你的工作比其他在辦公室上班人要更有原則。我們都是一樣的，甦醒時都會想「我要如何過一天」，我相信把握生活的重心使它對你更有幫助。

這種摹想的方法在戲場對我而言很適用。所有我的生活，我看到自己在舞台上，表演得非常好，然後，我就會忘得一乾二淨。我不會囉嗦，我把厚重金屬的圖案如我要表演的角色般畫在自己身上，然後必須再行卸掉！當我在百老滙「史溫尼•托德」中表演較狂野角色時，人們會對我說：「你如何表達奈莉•拉菲兒？」我能表達奈莉•拉菲兒是因為我用很大的心血來想，且我也知道，那是一份角色的宴饗，當我看自己是奈莉時，我一再揣摩使自己溶入那個角色並不是一件難事。

這技巧跟我正在想像自己有美好一天的角色時是相當像的。我利用早晨這一刻，用我心靈之眼想像自己一天從早到晚時感覺自己在此美好的環境下，做到最好的。新一天開始的晨曦，任何事都有可能！

即使在完善的熱水澡及自我按摩做完後，我依然感覺對伸展運動的需要，它僅是生活中一簡單的事實是，我漸漸年長，早上從床上起來時，我都會覺得身體僵硬、緊繃，持續不斷的伸展運動是惟一可幫我保持柔軟彈性的方法。

我試著從不讓我的肌肉緊繃到失去彈性。

我發展出一系列每天早晨都做約十五分鐘的伸展運動。我發現做完這些動作之後，通常都排相同的課程，它們已為我的第二天性，我的身體很自然地像汽車的排檔一樣。如果你有彈過鋼琴，你就知道如何使你自己的手指像是記住每一鍵盤的音質。身體本身也有它自己的對記憶體，所以，你從做些運動得到樂趣不會想太多。如果你有一陣子沒有活動筋骨的話，就不能期盼每一個動作都如你所喜。但如果你開始循序漸進，一直保持的話，你就會為所做的過程感到訝異。

我所做的每一動作是讓自己感覺機能狀況很好，付予我身體本身的自在感。我想消除本身所衍生出來的壓力感，消除積壓在我肩膀上的重量。我想使身體輕盈，就不會讓自己置身在一個為病痛所困的牢籠中。

我對運動感到興趣，是它給我的感覺如何，不是它能使我變得有肌肉或減輕我大腿的重量。我既沒耐性，更不是一個自我困擾的人，也不是一個擔心大腿會瘦不下來的人。事實上，沒有一種東西是可以做局部減肥的。

你可挪出一個特定的地方，但這方法是它真的能夠使你吃得少，動得多，可以減輕身體上每部位的重量——甚至是你最困擾的部位。

我會幻想自己變得強壯，但有時僅僅只是幻想而已。跟每個人一樣我不會做些我常做的事。當我坐在樓梯時，我不會使我的頭低下來碰到膝蓋。我即使沒有暖身也能做我常做的。

我能再做一遍，在做一個禮拜的工作之後，都還是會做伸展及所有能燃燒脂肪的動作，但我為什麼要如此?任何一種運動會完全令人產生疼痛是不好的。我要照我所需的去變得靈活。現在，當然還不能包括能使我的頭碰到膝蓋。

幾年前我常跟一群打網球的伙伴一起去運動。我們沒有做什麼像現在的有氧體操——它看起來比較像在做柔軟體操。加入這團體來運動，對我而言是在做一不正常的事，因為我總是個人做自己的事。我有點害羞，但一旦你成為公衆人物時，就容易有了自信。在一個團體裡面總是有些人做得比別人好，或是比別人有更好看的肌肉。

我自己一個人運動，惟一的原則是我必須自己出題。對每個人而言並不正確，但對我正在施展彈力時似乎是有效。小時候，我不能忍受被人家講該做什麼。所以我常先發現（該怎麼做），總比被別人罰或毒打來恐嚇你來的好。對我而言，自己有很大的自由。

運動時，我穿一件寬鬆合身的衫褲，且經著光著腳ㄚ。任何舒服的衣服它能使你能在動時覺得輕鬆。況且我在運動時不會把任何東西放在皮膚上。當你流汗時，排泄物升到肌膚表面時，最好的方法是儘量使皮膚露出來。

如果你站得不舒服時，可以坐在椅子上做這些伸展，我通常是在早上做，當你坐在辦公室可以用一些時間來做，或者是你被困在狹隘的飛機上數小時亦可做這些動作。我相信你將發現它們不管在何時何地做時會幫助你放鬆。

當你做這些伸展時不要急躁，我發現聽一些緩慢、規律節拍的輕音樂幫我增長運動的時間。還記得被用在電影「親愛的」中鋼琴主題曲嗎？那似是專為我做伸展時設定的步調，那也是一些旋律當中會令我百聽不厭的曲子之一。我想你自己有自己喜歡的。像固定$4/4$拍是最容易跟著一起來的。

早晨我做的第一伸展是用手臂。

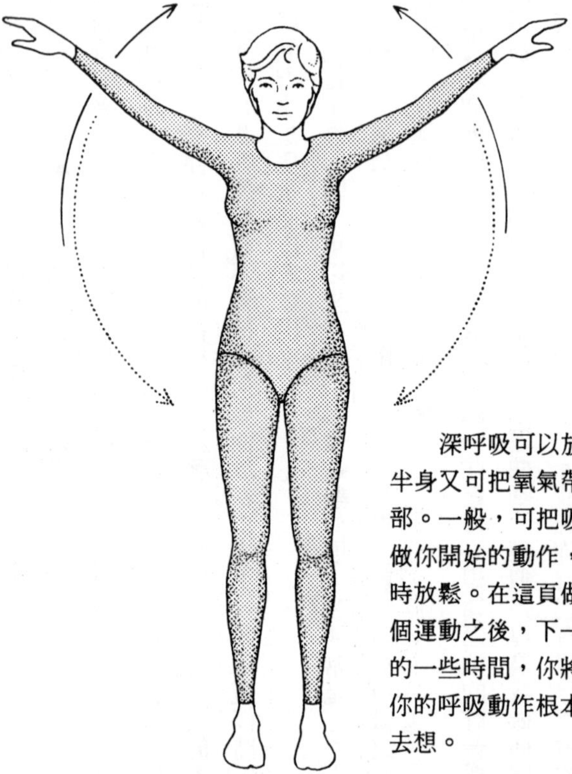

深呼吸可以放鬆上半身又可把氧氣帶到腦部。一般，可把吸氣當做你開始的動作，呼氣時放鬆。在這頁做了這個運動之後，下一章節的一些時間，你將發現你的呼吸動作根本不用去想。

雙腳分開舒服地站起來，膝蓋放鬆，雙手放在兩側。吸氣時，同時把手舉高過頂。然後手臂放下呼氣。再把手舉起時伸高並且確實把氣吸入。再慢慢地呼氣時把手放下。做這個動作時必須慢及緩和。要縮小腹，這樣背才不會彎曲。重複作四次！

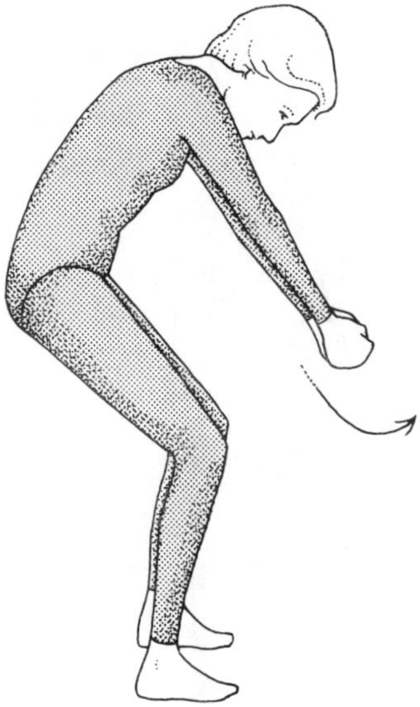

雙腳站開，膝蓋彎曲，把手放在前面，頭向前低。雙手握在一起做挖掘的動作。然後放在膝蓋前。你的背下會感到放鬆。現在慢慢地縮小腹，彎一下背。然後打直，把手舉起跟身體同高，直到他們伸展過頭部。慢慢回到原來的姿勢再把手握在一起。低下來。手肘跟著手臂隨著身體彎曲下來。縮小腹。背打彎，再起來。回到開始的姿勢，這個動作像是緩慢的鞠躬動作，伸展你的背及肩膀。重複四次！

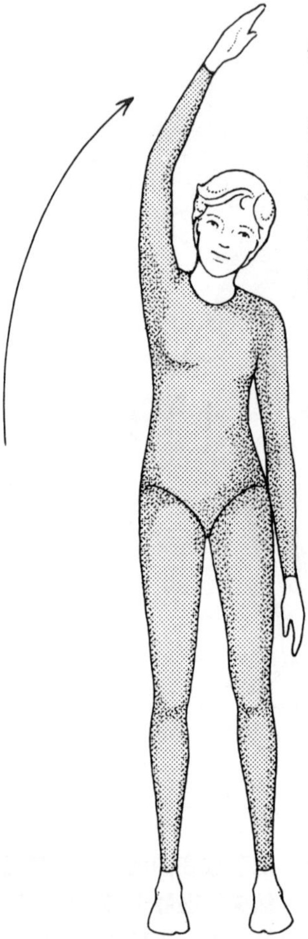

這個動作可幫你的背保持彈性，並且雙肩直立。你作的時候透過腰的長伸展會感覺更好。當我在做伸展時，都會想這些伸展帶給我的，特別是我身體僵硬或是不由自主抽筋時，所帶來的好處。

手舉伸直高過你的頭部，向另一邊彎，你的屁股也要一起動。把手盡量舒服地伸展到你能做的，不要彈回來，感覺腰部的伸展。確實地縮小腹，背才不會駝。放鬆手臂，每邊重複作四次。

如果脖子跟肩膀緊繃的話，那麼在做更多伸展之前，暖身這兩個地方是非常重要的。

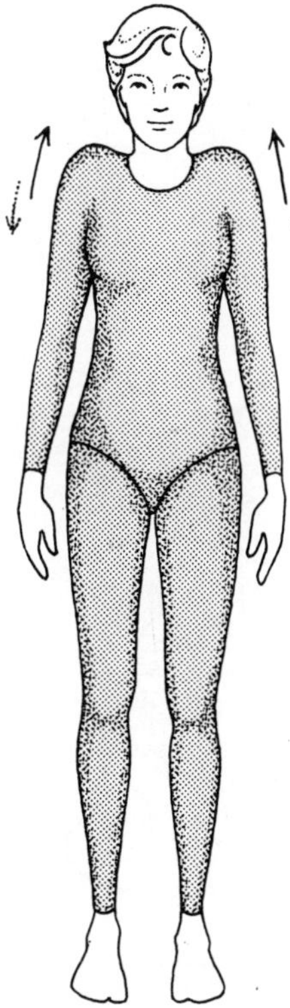

吸氣，把雙肩抬起來，停一下。然後放鬆，呼氣再使雙肩向地心落下。當你舉起放下肩膀時，頭不要動，重複五次到六次，做到你已感覺比較放鬆及自在。

想到這個動作，就是要用頭做上下的伸展來使我們那些咯咯作響的脖子肌肉放鬆。

試著輕輕的動，不要想做得對不對，做些動作沒有一定規則，只要感覺自在、放鬆、容易，輕輕地、緩和及有幫助的即可。

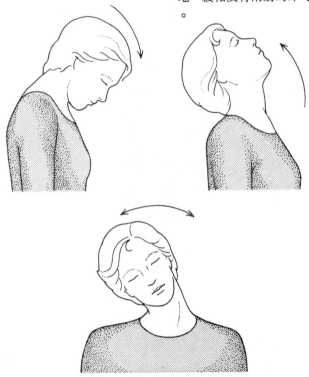

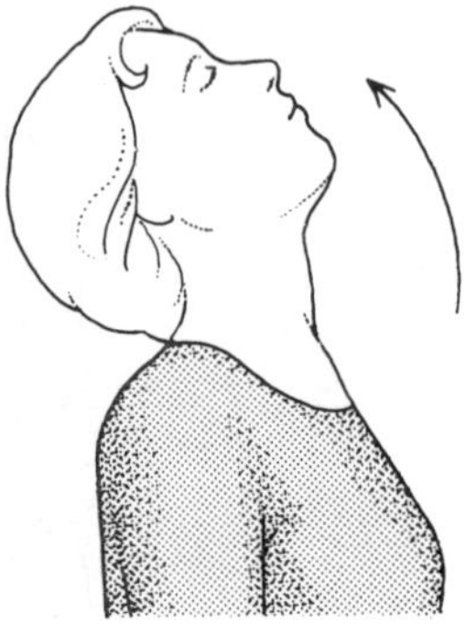

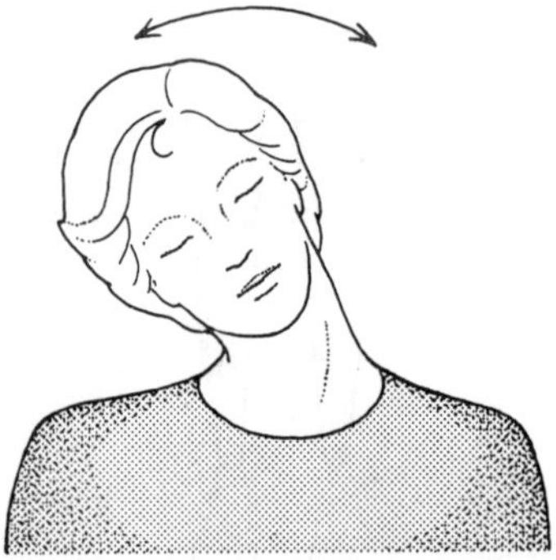

首先，向下看，頭向前傾，伸展背面的脖子。然後向上看，下巴要跟著往上抬。小心當你向上看的時候不要把頭太向後面。頭向傾感覺你的耳朵碰到肩膀，然後再向左傾，感覺脖子兩邊的肌肉都在伸展。前後兩邊及其他方向重複四次。

這些動作，可幫助放鬆肩膀及脖子。所以我常常不去注意的話，我就會使自己的肩膀駝下來。

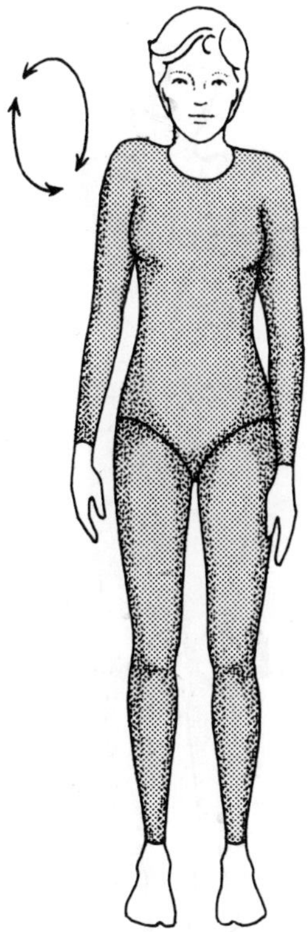

慢慢地動你的肩膀做繞圈的動作，開始從前到後，再用其他方式轉動。頭和脖子要放鬆，頭擺正，不要往別的地方傾。左、右肩重複四次，反方向再做四次！

把肩膀及脖子打開我喜歡做這個動作，就像我們在游泳時所做的蛙泳。我把下面兩個伸展稱作陸上游泳。

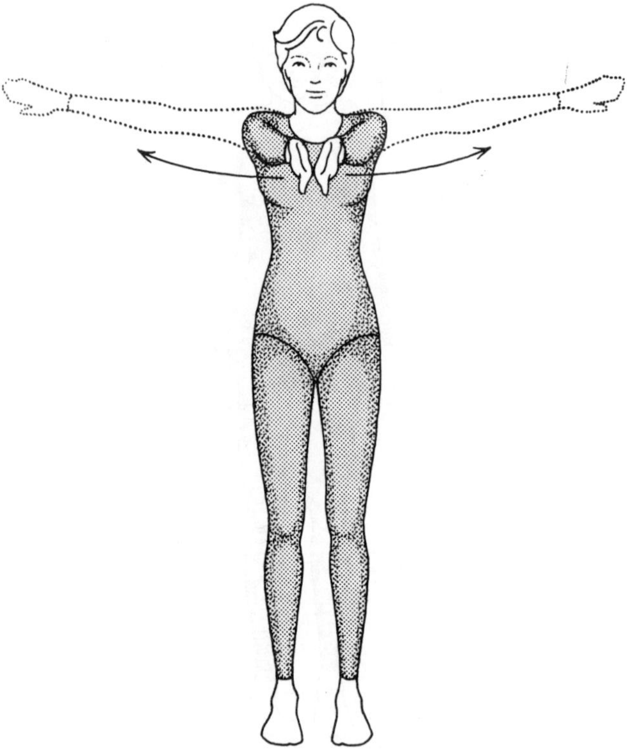

雙手打直向前伸出，拇指要碰到。再把雙手打開，做180度的撥到旁邊，雙手在胸前合在一起，推到前面重複這個動作七、八次。

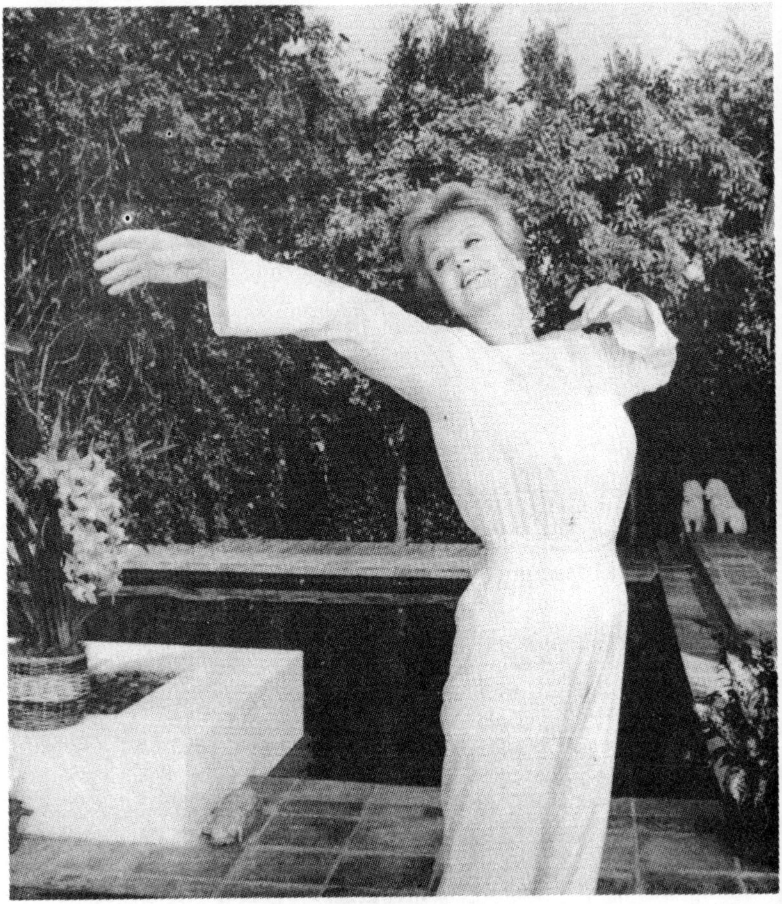

當我做陸上游泳時，感到充滿活力！

首先，你要充分地讓自己感覺像游出水中的魚在做蛙式及仰式，但我想你更喜歡把手臂、胸椎及腰打開。

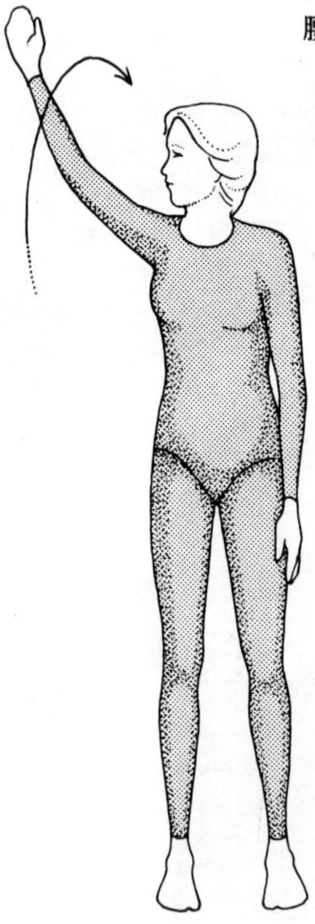

把手往後伸展就像你在做蛙泳，頭跟著手臂向後轉，屁股向後傾一頭沒有關係。然後另隻手重覆這個伸展，兩邊重複六次！

為了這個伸展，我用了一條大小剛好的毛巾，向上轉並把兩端握好。

這可確切地幫助肩轉動，做這伸展時，儘量站高，如果你在前前四次重複動作中你的手臂還不能保持向上的話，不要擔心藉這個運動，你的手臂不及時獲得一些助力。在此之後你的手就可高舉而不會感到很累。雙手有力是一件很棒的事，如果你常紮頭髮時，這可使你抓到你想抓到的東西。

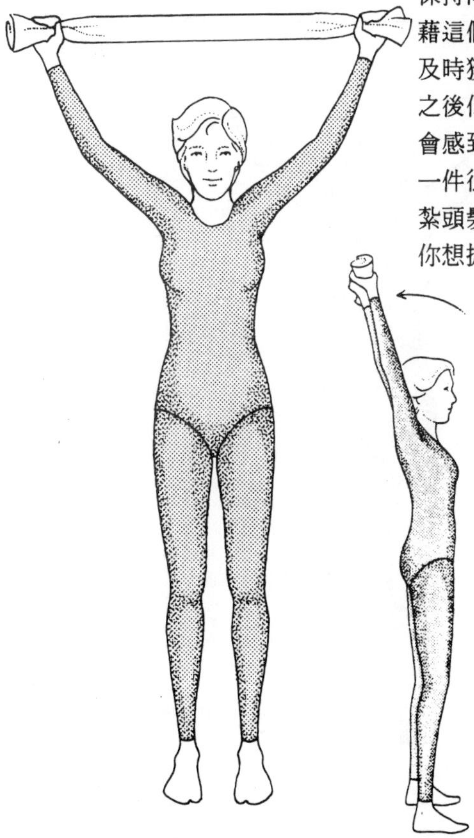

雙手舉起，抓著毛巾慢慢地把手放在頭後面。慢慢地把毛巾拉回來，手肘要打直，緩緩地往後拉。只做你能做到的地方為止。再把毛中帶到前頭，重複四次。

當我們在講電話或車子在停停走走的交通狀況時，我們的脖子都會緊繃。個伸展動作，可以鬆弛那些已被我們虐待一整天的脖子肌肉。

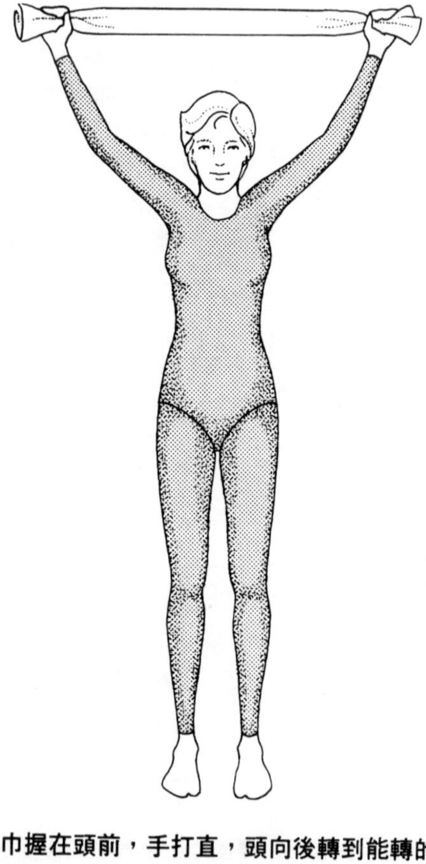

把毛巾握在頭前，手打直，頭向後轉到能轉的地方，先一邊再換另外一邊。試著把下巴保持同樣高度，重複四次。

　　當你把手肘向下拉時，你感覺在肩胛骨中有一股拉力。藉身體的某一部分拉向另一邊時，這不可使你強化上背的力量。

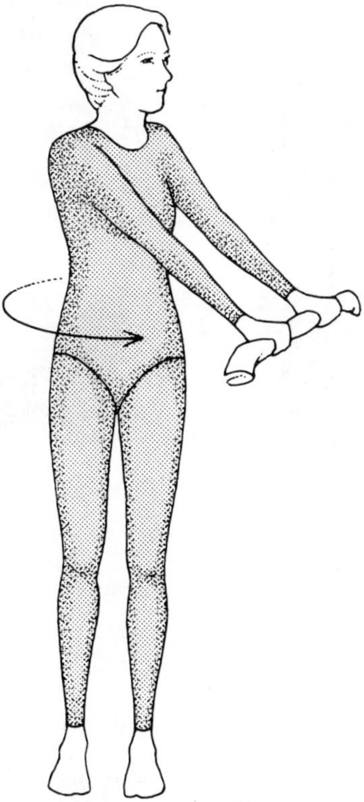

　　把毛巾握在前面與屁股同高，慢慢從右邊扭到左邊，慢慢做，不要扭得太過。我們做的是在保持脊椎，臀部及腰的彈性，每邊重複四次。

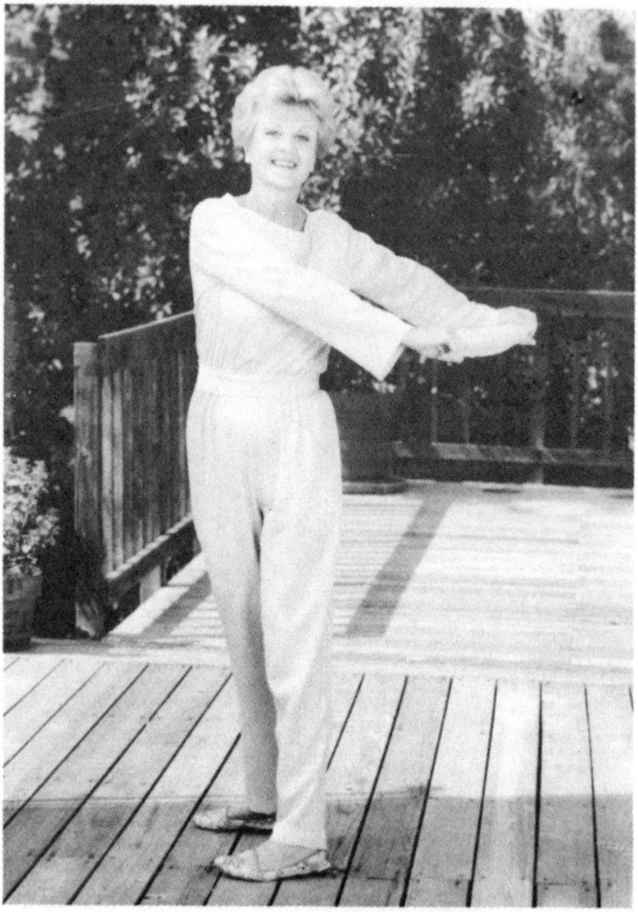

像這樣慢慢扭動我的腰，可使我真正地放鬆起來！

你的肩膀、胸、背部都會由這個動作得到所有好處。

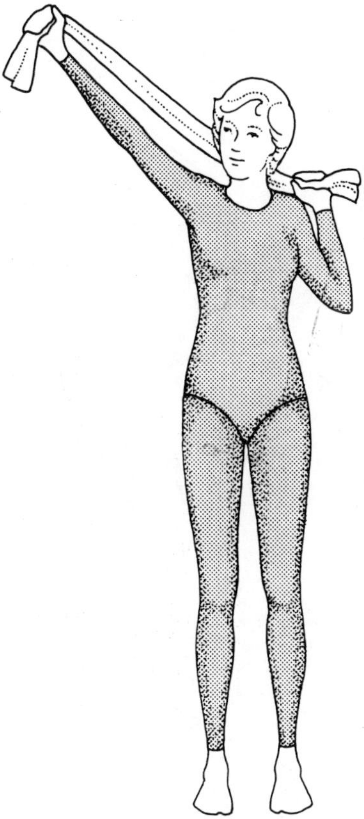

雙手放在頭上，慢慢地一隻手放下，想像自己是個射手拿著弓與箭，伸展成一條斜線，一隻手打直，另外一隻手靠著手肘彎曲。把毛巾放在頭後面。舉起雙手高過頭，把另一隻手肘放下，伸展到另外一邊，每邊重複六次。

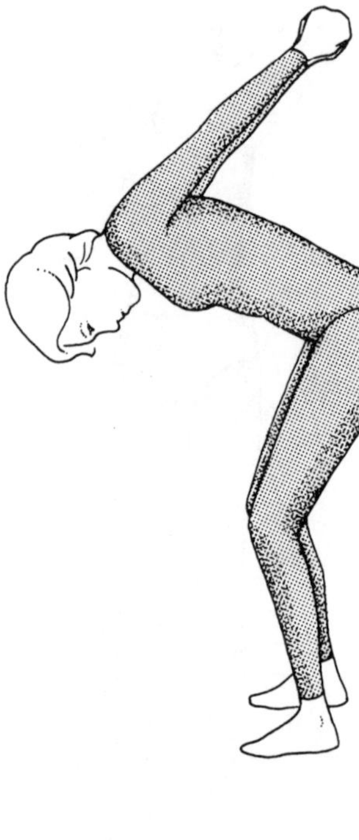

如果可以的話，手握背後。如果雙手不能合在一起，就用毛巾。彎下膝蓋，逐漸地把手向頭那邊舉起，並把身體向前傾。這裡，我們又在鞠躬了。如果在做這個時你的背有任何不舒服的話，就不要彎太下去。回到開始的姿勢，重複六次！

如果感到頭暈，就停止，做到這邊就好。這可使你的背有韌性且柔軟。

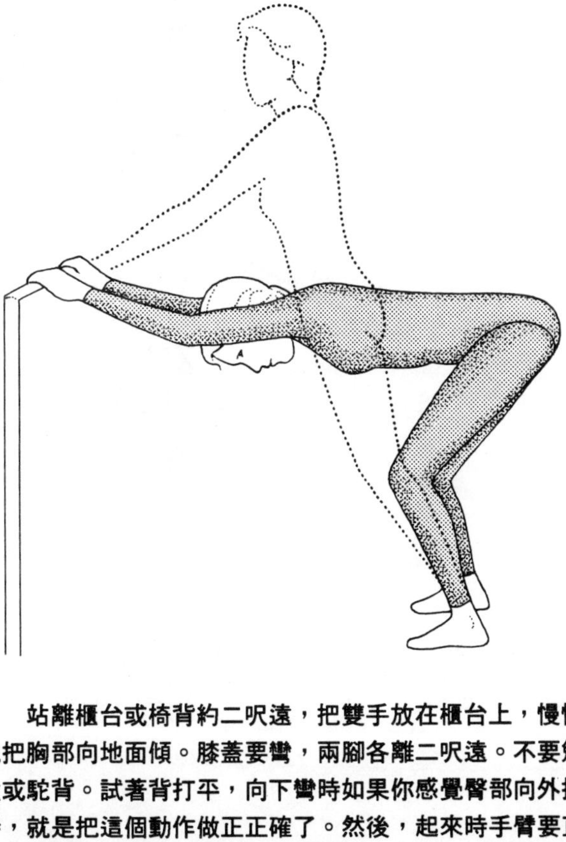

站離櫃台或椅背約二呎遠，把雙手放在櫃台上，慢慢地把胸部向地面傾。膝蓋要彎，兩腳各離二呎遠。不要勉強或駝背。試著背打平，向下彎時如果你感覺臀部向外推時，就是把這個動作做正正確了。然後，起來時手臂要直，把胸部壓向地面。腳跟要貼住地板，這樣才可感覺得到小腿的伸展。最重要的是要確實感覺重心在此。放鬆、平緩的呼吸，在做的時候不要想太多呼氣、吸氣的問題。重複作六次！

這個動作感覺就像是腳部按摩一樣，幫你保持平衡！

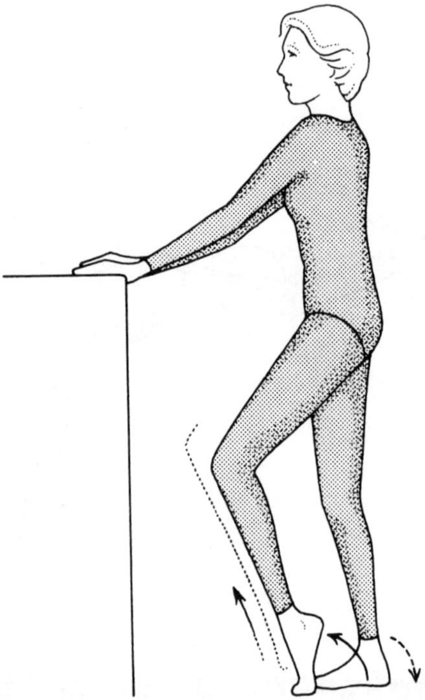

依然握在櫃台上，轉動你的腳，先一隻再換另一隻。把一隻腳踮起來，再放下。當你踮到腳趾時。就用腳趾的力量向地面壓。這個動作就像是跳躍的慢動作。每一腳重複六次。

穿高跟鞋走在路上時，我會覺得我的小腿快抽筋了，所以像這樣把小腿向外伸展，我一天之中不管怎樣都會做。

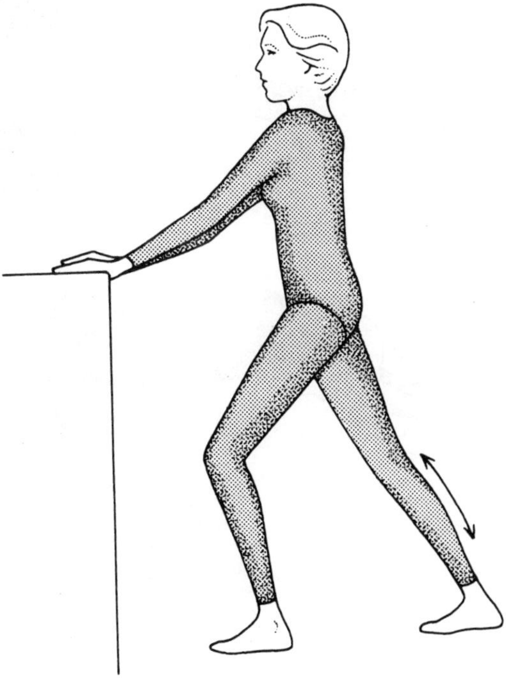

雙手放在櫃台上腳跟平放在地板上。把一隻腳伸到前面與另一隻約離一呎遠，然後前腳膝蓋彎曲。後腳打直。雙腳腳跟向下壓，兩邊小腿伸展時慢慢向櫃台靠，然後直立。要確定你沒有轉動你的肩膀。每一隻腳重複三到四次，然後再換邊。

猫伸懶腰時似乎從牠們的這個背部的彎曲及伸展得到樂趣。這個動作像是猫伸懶腰的動作。

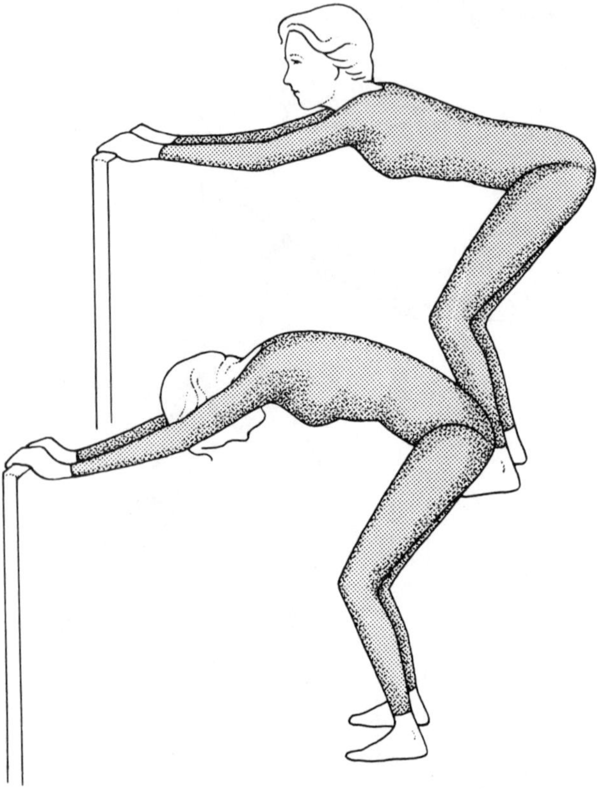

平穩地把手放在櫃台或欄杆上。曲膝並使頭低下來。吸氣時，抬起來使背部成拱形。呼氣時，移動你的背，膝蓋保持彎曲。吸氣，拱起，雙手打平，膝蓋彎曲。呼氣讓背形成一弧度，屁股朝下。頭部放鬆。你可感覺這個伸展運動直達腳背！重複四次。

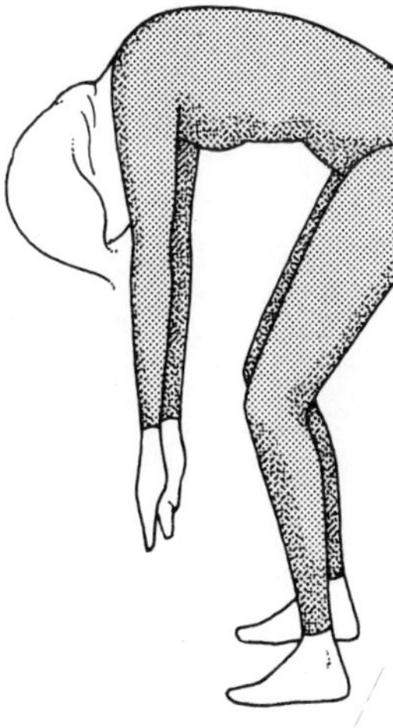

當你完成猫伸懶腰動作時，把手從櫃台上放下來。讓自己的頭、手向下直伸。你的背輕輕的移動。然後慢慢的拉起來，縮小腹，膝蓋要稍稍的彎曲，你慢慢輕鬆地往上拉，頭是最後起來的。

當你在做完伸展及深呼吸之後，可更明確地感覺到精力充沛。對腦也有幫助，雖然不是立即的，但是你可以感覺出這些好處。

事實上，你每天做（如果你的身體夠柔軟的話）將可使你的全身更加通體舒暢。當你每天早上藉著伸展來放鬆身體時，舒緩的站姿或搬運，全天都會感覺更加輕鬆！一天裡頭即使有些事橫在前面，做這些動作可使你有更積極的態度！

第三章　感覺輕鬆

——增強可動性的十四個動作

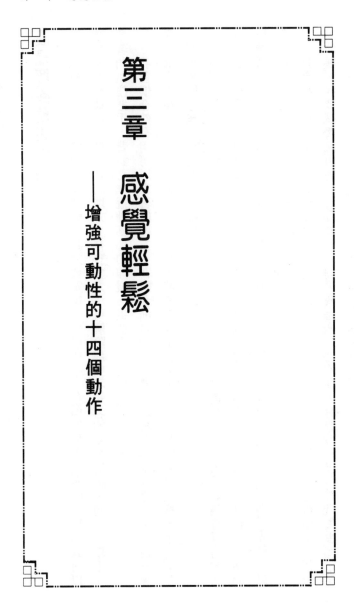

晨操解除緊張情緒

一整天，不管情緒如何激動，我還會重複一些晨操——在電視機旁、廚房，任何我可以站起來安全地動一動手腳的地方。有許多方法可解除那些不知名的緊張情緒，例如，舉手、靠著門抓住把手，背對著作擺動腳部的伸展。這些事足可使我過一整天。

我習慣全然有用可以靠著的地方。在舞台前台的每一邊，總會有昇降的鐵梯子，每一場秀表演完之後，在下場要表演的前一晚，我都會爬上這梯子，吊在其中較高的橫木上。那是一個很棒的感覺，我喜歡做那樣的伸展。

現在，當我走進我媽家時，我開始習慣這樣子，作一些體操。一群人看我這樣就會想，到底在做什麼？我只是試著讓牙齦動一動，因為我已經坐了四十五分鐘車或者是聽了一路的收音機。如果我不那樣做，我會覺得自己僵硬了。如果我勉強自己久坐——例如看書時，就會想在看完之後動一動，跳些舞曲或者爬階梯。

我會花大約二十分鐘的時間來做下列一系列的伸展。如果正好不能晨操之後做這些例行的伸展，我會試著撥出另一時段來做。如果我完全忽略的話，會覺得暗淡無光且失去那足足

在家裡找一個可以讓你舒服躺在地板上的地方，或是你可全身伸展的房間。我躺在客廳正右方，一個漂亮且幾年前我們在葡萄牙自己做的在紋地毯上。

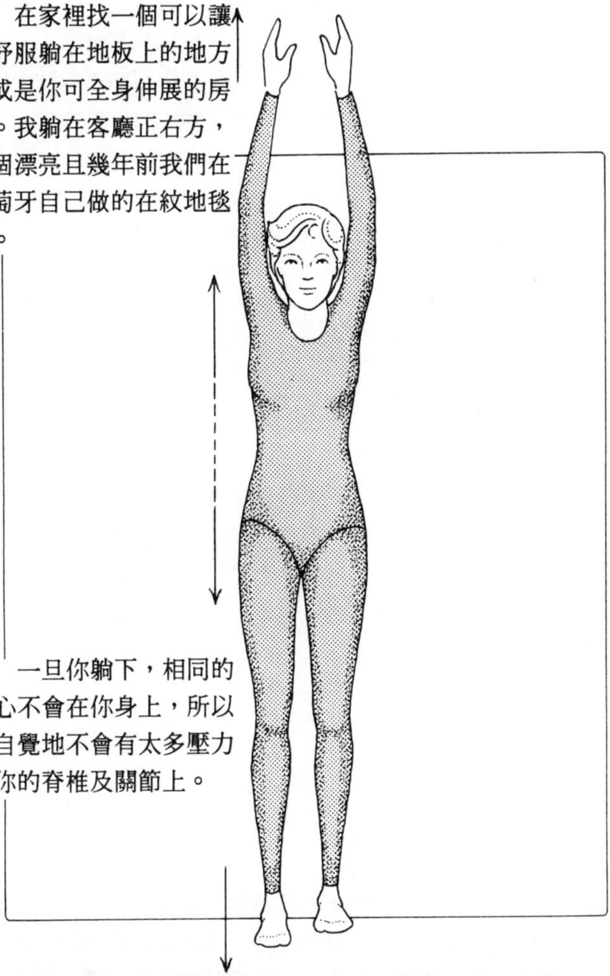

一旦你躺下，相同的重心不會在你身上，所以不自覺地不會有太多壓力在你的脊椎及關節上。

背部躺下。兩隻手往頭上伸，你的腳向下拉，壓向腳跟試著拉長你身體的每一邊，從指尖到腳趾頭。慢慢伸展身體的一側，放鬆，再伸展另一側，重複約六次。當你做完時，把手移到旁邊，把膝蓋放在胸前。

藉著平緩的扭動動作，可以放鬆背部，如果你有背疾的話，最好不要做

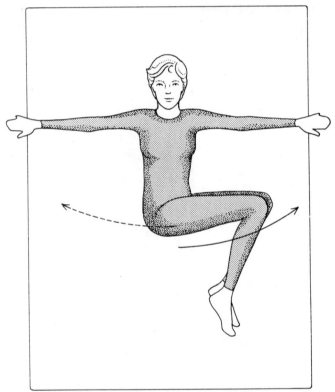

先將背平躺，雙手向兩邊伸展來固定身體，掌心向下。雙膝併攏，向胸前彎曲抬起，慢慢向兩邊扭動。頭不要轉。膝蓋抬起時要吸氣，向旁邊扭動時就吐氣。不要忘了要縮小腹，儘量舒服地做到你能做的。小心不要太強迫自己要扭太大。過一會之後，最好能夠把兩邊膝蓋碰到地板，每邊重複做四次！

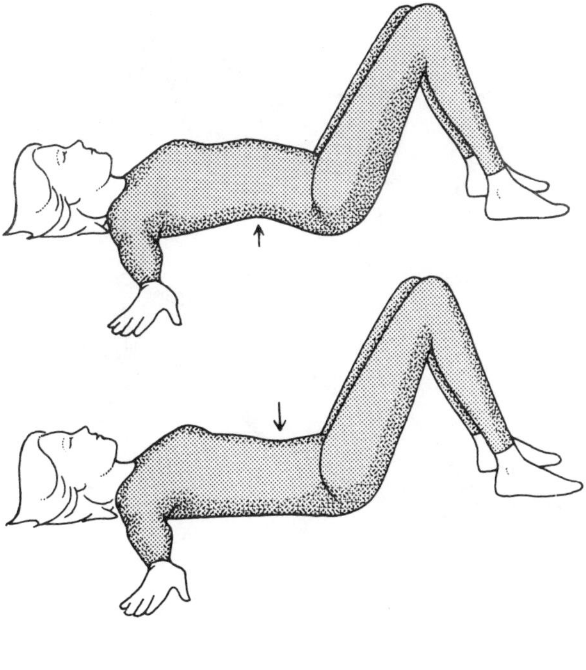

膝蓋曲起，手伸向兩邊，讓腳平放在地板上，吸氣並使你的下背拱起一點，當你的骨盆要往天花板上抬起時，吐氣縮小腹，使你的下背部往地板上壓。重覆拱起吸氣跟著吐氣及壓的動作，做四次！

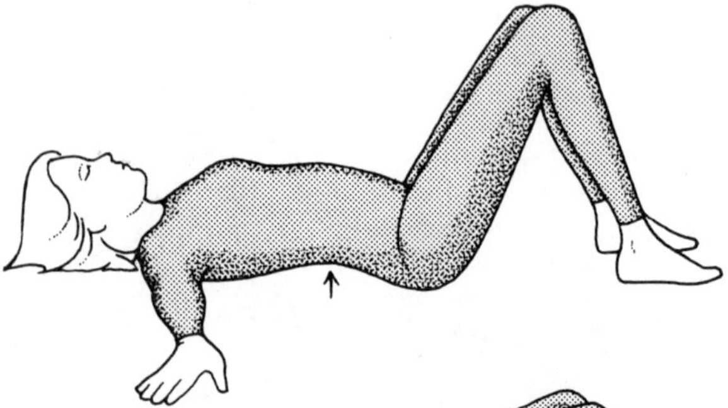

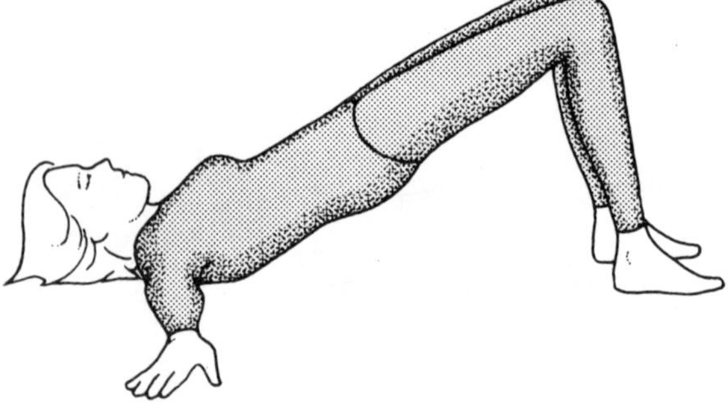

相同的姿勢，吸氣拱起背部，然後使你的臀部抬離地板往天花板的方向。保持不動！放下來時慢慢的吐氣，在那時你部分的脊椎，要到你的背很舒服平靠在地板時，才能放下。重複六次。

　　接下來的一些動作，你需要腰帶或皮帶，或是屋裡邊任何可以幫你腳的東西。

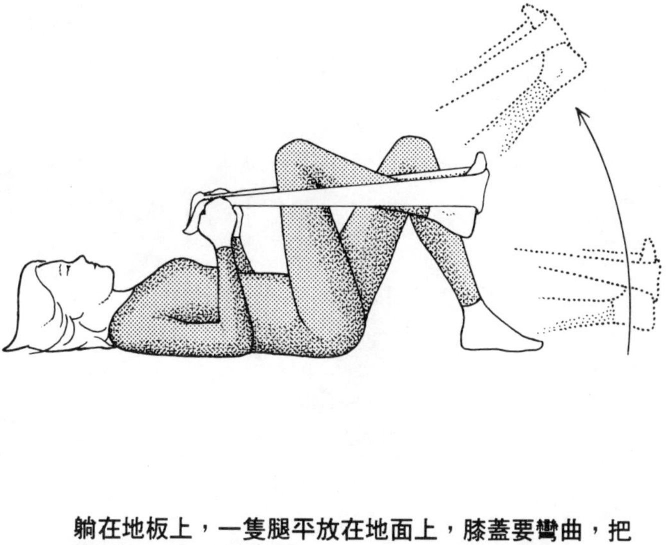

　　躺在地板上，一隻腿平放在地面上，膝蓋要彎曲，把腰帶繞過另一隻腳的腳掌。膝蓋彎曲，慢慢把腳往上拉，直到離地約一吋。然後膝蓋打直，把腳抬起離地面成45度角，為了支撐要在腰帶上留些拉力。停一下。膝蓋彎曲，把腳拉向身體，放下，然後再回到原來的姿勢。打直、推出、舉起腳踝要貼近地板。還有點像單腳踩單車的動作，但是卻是反向。重複四次。這個動作可幫助你的腳及臀部保持彈性。

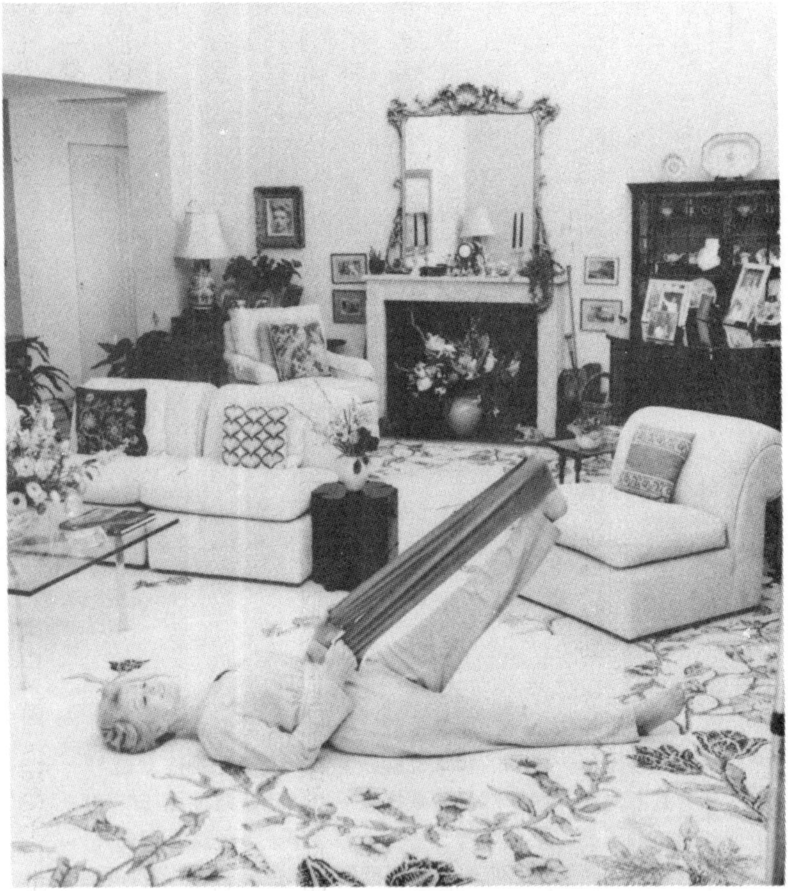

使用腰帶時幫我在抬腳時多了一助力。

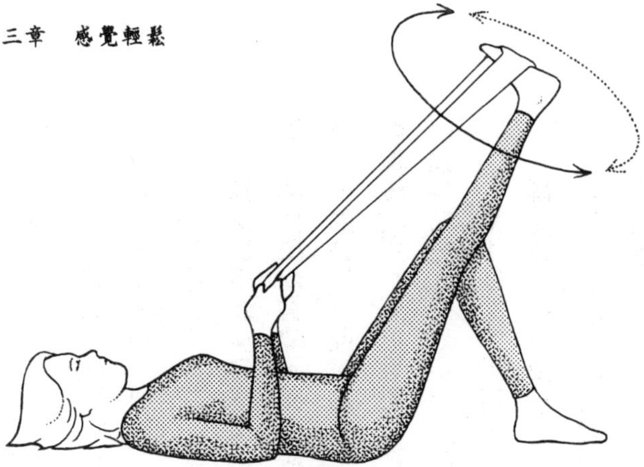

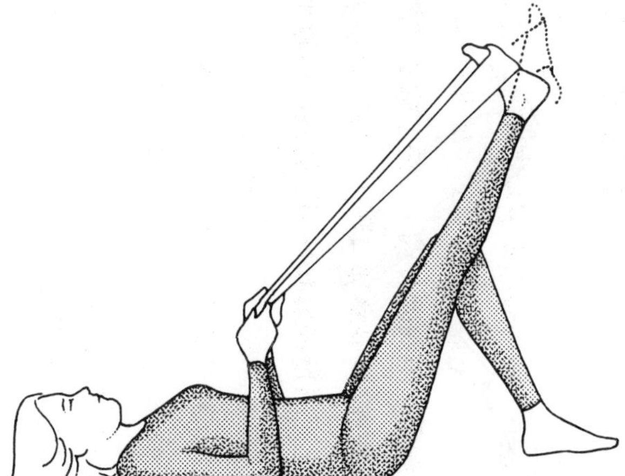

依然用腰帶放在腳掌上，膝蓋打直，腳舉高，慢慢用腳畫圈，先同一方向，再換反方向。順時鐘重複四次，逆時鐘重複四次。這個繞圈的動作幫我們的臀部關節加強可動性。

用腰帶把腳抬起來，關節彎曲，每一個慢動作作四拍，重複四次！

把腰帶換到另外一隻腳再重複後面的三個動作。

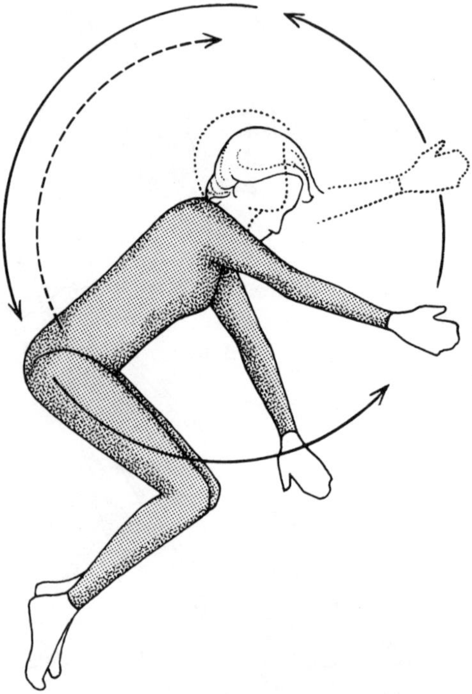

把腰帶拿開，膝蓋彎曲轉向另一邊，自在打開手臂並讓它在身體上面旋轉，轉動你的頭，手跟著眼睛動。手再以反方向作旋轉。你的身體輕輕跟你轉。換躺另一邊，重複同一方向轉，然後再換邊。當你轉的時候，試著讓指尖碰到地板。每邊順時鐘重複四次。逆時鐘重複四次。

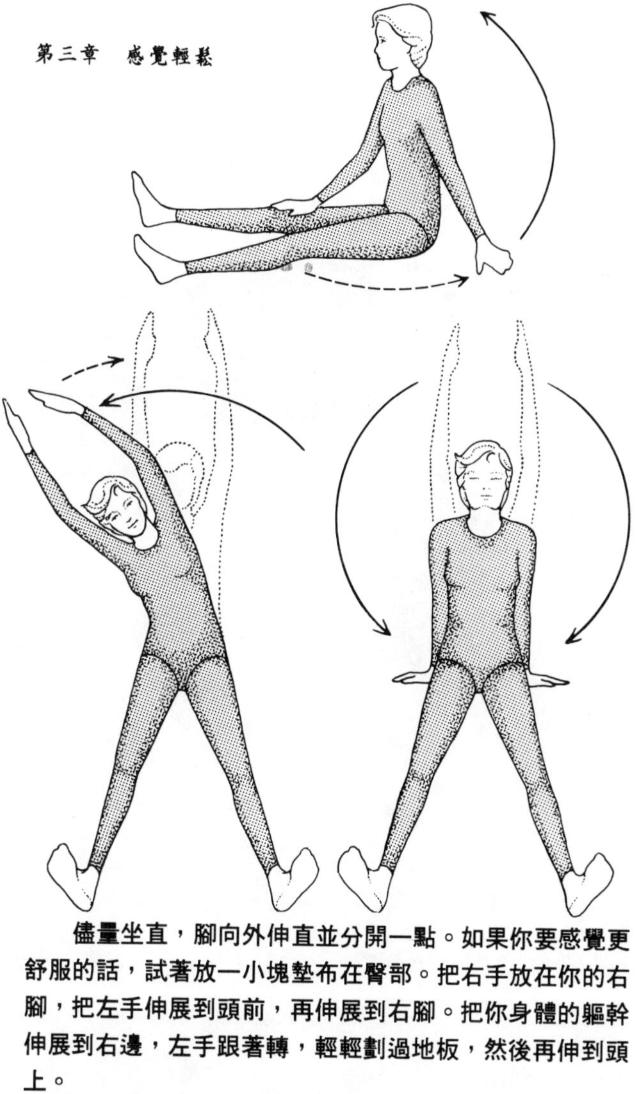

儘量坐直，腳向外伸直並分開一點。如果你要感覺更舒服的話，試著放一小塊墊布在臀部。把右手放在你的右腳，把左手伸展到頭前，再伸展到右腳。把你身體的軀幹伸展到右邊，左手跟著轉，輕輕劃過地板，然後再伸到頭上。

雙手伸到右邊，舉高打直之後。保時這個姿勢。然後再慢慢地把雙手放在臀邊，緩緩地把頭和胸挺起，吸氣！注意頭不要仰太後面。吐氣。現在相同的動作，把右手舉起然後雙手抬起來一下。再放下，舉起、放鬆。每一隻手重複四次！

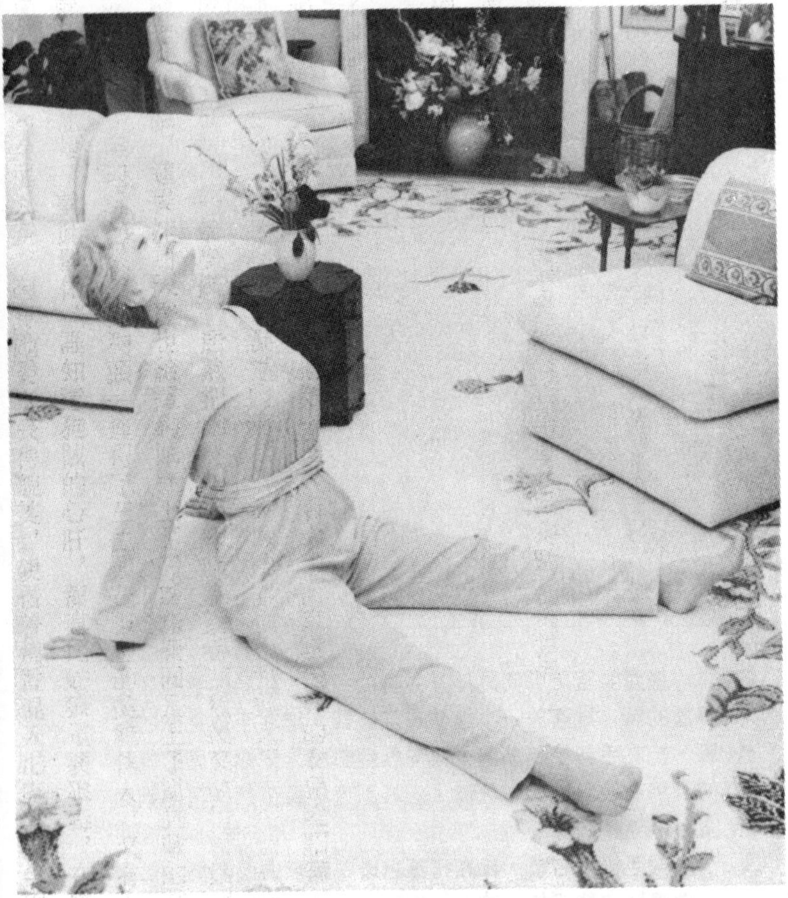

頭向上看，保持這個姿勢。

你需要找一張堅固的椅背來做下列的動作。

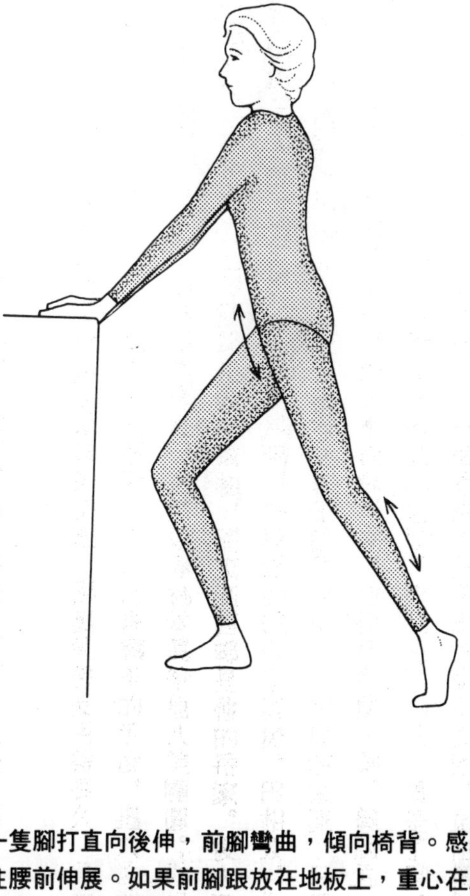

一隻腳打直向後伸，前腳彎曲，傾向椅背。感覺你的小腿往腰前伸展。如果前腳跟放在地板上，重心在腳掌的話就對了。每隻腳重複四次。

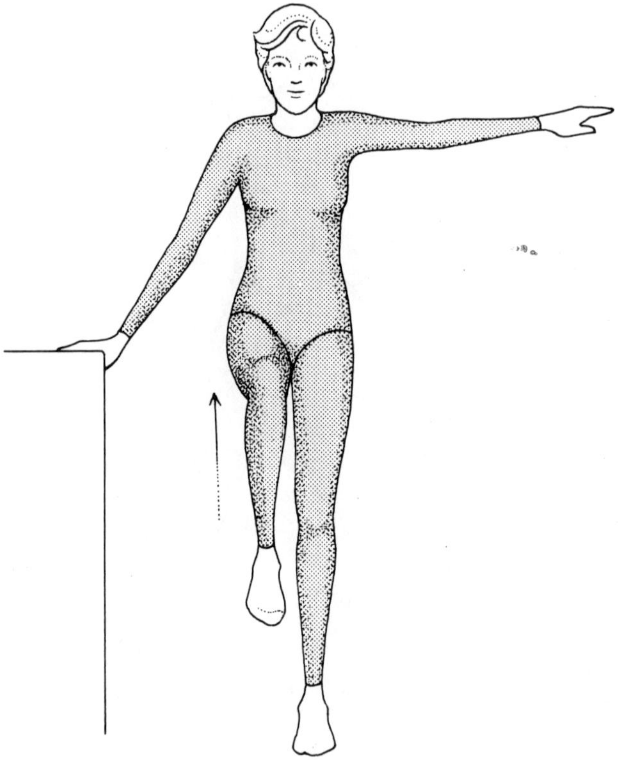

這動作有助於小腹。一手放在椅背上，一隻腳抬起來，膝蓋彎曲、縮小腹。保持這個姿勢，放鬆、腳放下來，甩動雙腳。每隻腳重複二次。

我喜歡這個動作，是因為它可讓我藉由控制腳的運動來增加我的平衡感。

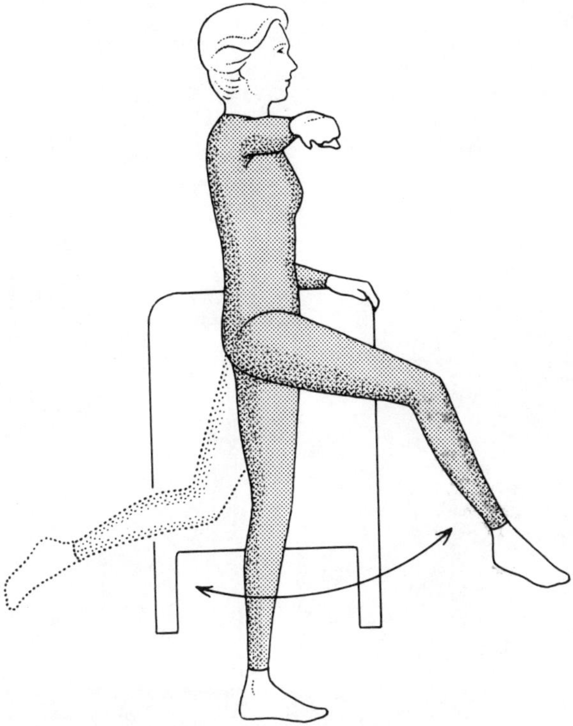

抓著椅子或欄杆來使自己保持平衡。輕輕把一隻腳的膝蓋抬起，前後搖動，不能著地。膝蓋打直重複。做這些動作可放鬆臀部。膝蓋彎曲，左腳重覆六次，右腳六次，每隻腳打直再做六次。

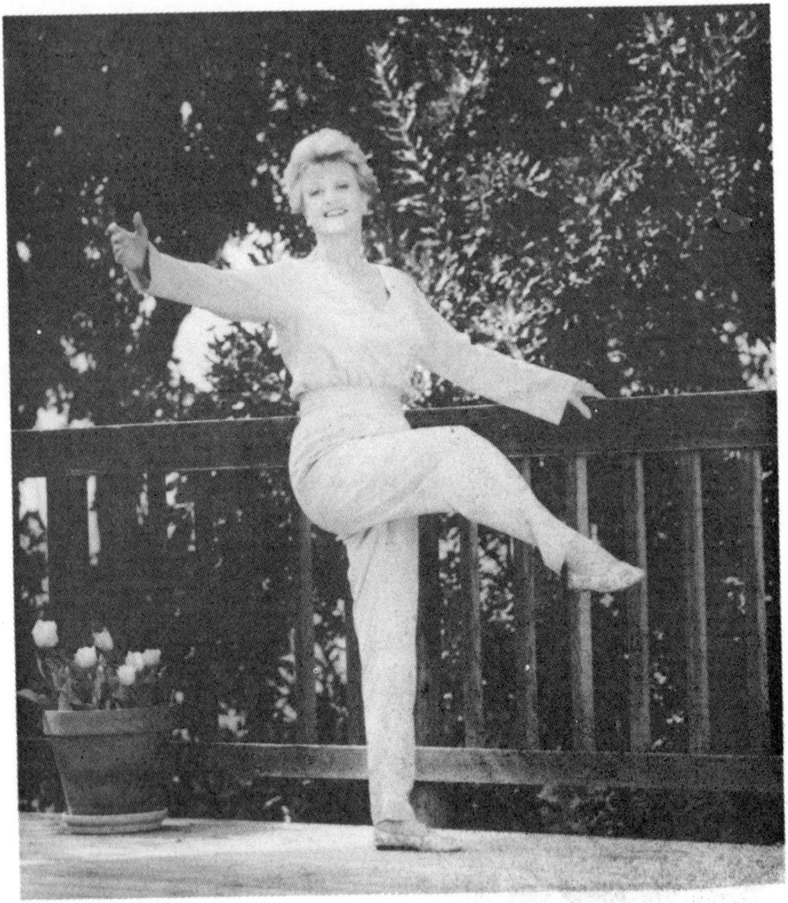

擺動雙腳讓自己變得更柔軟，使我更想多用點精神去保持身體的彈性。

腳和腳踝走動的一天中，像這樣的轉動可以使腳踝的關節保持彈性，促住血液循環。

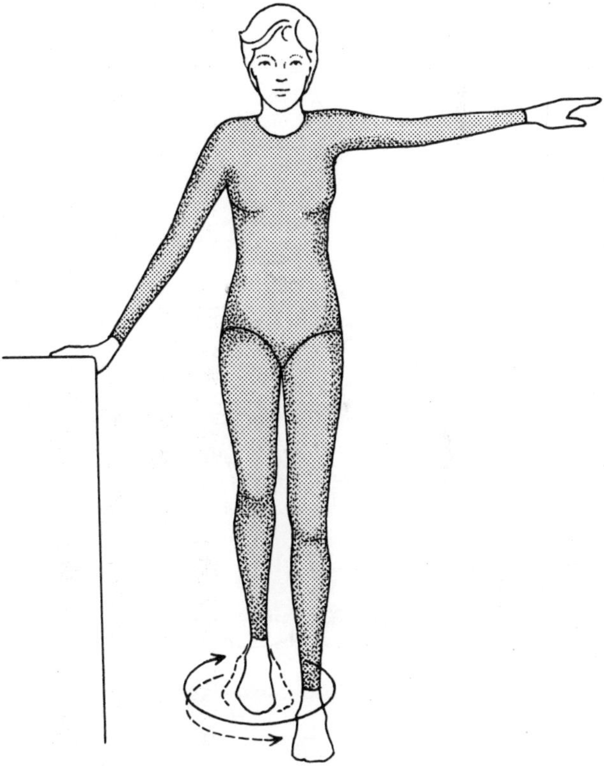

抓著椅背。一腳跟離地面數呎，轉動腳踝，先順時針方向，再逆時針。另一隻腳重複此動作。每個方向重複四次，然後每隻腳再重複四次。

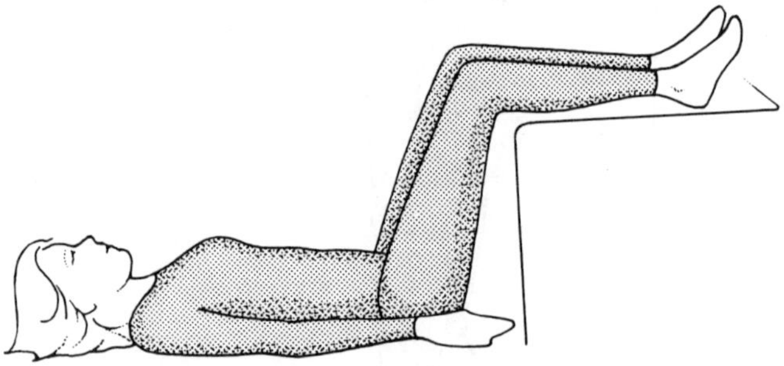

這是放鬆的最佳姿勢。把腳抬放在椅子或沙發上。讓肌肉全部放鬆，如果你喜歡的話閉上眼睛，如果你打盹的話就睡吧！

二十分鐘可以給我的自由。

使自己沈浸在律動中

「你可以發明自己的舞步——使自己沈浸在身體律動的感覺之中。」

離我家不遠的地方有座公園，那兒有遠眺海景的步道。在落日餘暉中運動不覺繁瑣，所以在乾爽的春天我會參加一些常聚集在公園做晨操的、走路、慢跑、溜冰滑板的人。在我走了好長一段路之後，就停下來休息，靠在微風輕拂的棕櫚樹下。

突然被一道奇怪的聲音吵醒，近處傳來蟋蟀的聲音，抬頭一望看見不遠處有一位年約五十歲亞洲人，在落日即將沈入地平線的那一刻。在草地上打太極拳。雙手很柔美的在空中擺動，做轉的動作時，從這個動作輕滑到下一個動作。我完全被他的專注及優美順暢的姿態所吸引。在我看來就好像他創造了一種可表達感情力量及寧靜的舞步。

自此之後，只要我有時間及意願，我會隨時做這些伸展及我前幾分鐘所提及的，我自稱它為「自由舞步」的柔美動作。

在我放鬆之後，再來用我的身體是一個很特別的方式。我常在甲板外面做這些伸展，在

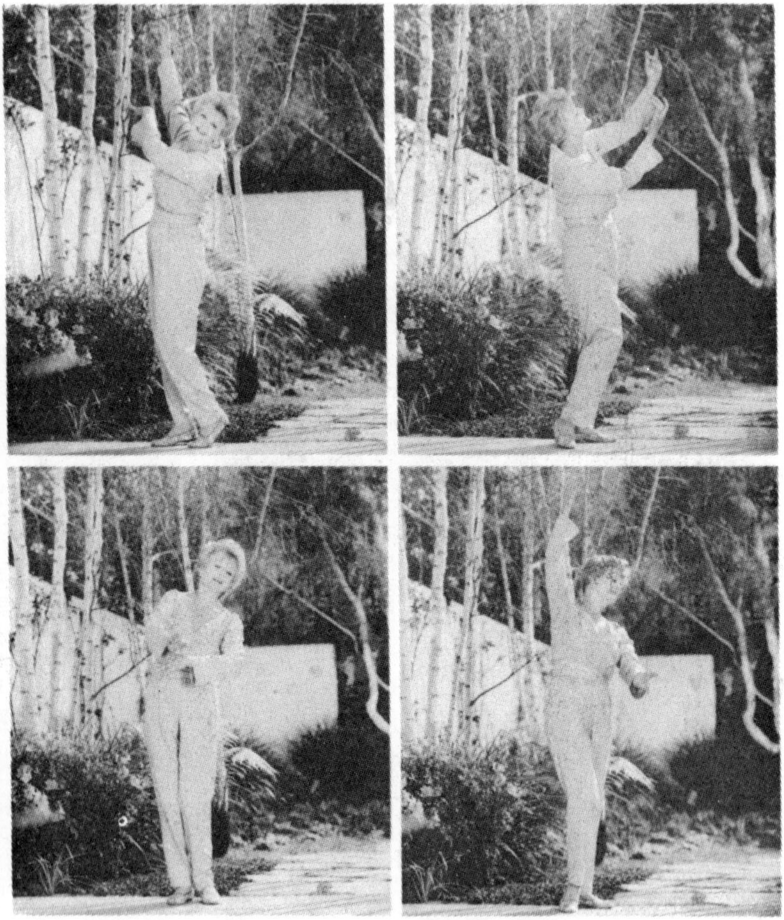

當我做自在、輕鬆的運動時，使我從伸展及放鬆的動作中得知其中的優點。我完成後——感覺深刻。

那兒我可以呼吸到新鮮的空氣。（你在做這些時需要一些空間）我會播放一些和諧及輕鬆的音樂，擺動我的手，輕踏腳步，但卻有規律的跟著節奏。在做完伸展及肌肉暖身後，自由即興的跳舞感覺很美好。

哦！如果湯米．敦或傑洛羅賓有看的話，就不會想看我的表演了，但是沒關係，事實上，這正是重點所在。這些時段中，我站在自己私人的舞台而記憶中公園裡夕陽下的亞洲人，給予我靈感讓我騁馳在想像的圖案中。

我整個舞蹈歷史是在我牙牙學語時定的基礎。我還小的時候，看弗瑞德．艾絲泰瑞兒，艾爾林諾．波兒，金．羅傑這些螢幕上偉大的舞星。那印象令我久久無法釋懷，因此發覺自己的身體可把我所記的完全溶入我的動作中。

你可以試著描繪出在你心中某人的優雅姿態，然後感覺自己做他們所做的。或是簡單地把自己的身體調整到自然的動作，讓他們成為你自己的舞蹈術。

小時候，當我開始跳舞時，鍾愛英莎朵拉．當肯學校的希臘舞，跳舞時周遭都是穿著滑稽的小短上衣。但現在我很感激那份柔美，是因為那是舞蹈最重要的部分，柔美的動作不斷吸引著我。哦，在我十六歲那一年，我跟其中最好的一個人跳，但當我長大之後回想那些動作，竟幫我擁有一副好身材，動的時候關節不會受傷，這說法雖然可信，但並不確實。

我真的有輕微的關節炎，但只有當我在走路時，才會痛。但我並不想讓任何人知道，有時我甚至會吃一些百服靈止痛藥。雖然你必須接受指示，但我不想侷限自己。我下意識決定要把這疼痛捱過，發現與其它共存不如我自己擺脫掉它。

我轉移注意力到其它事，這問題就會離遠遠的。例如——我儘量站高，且喜歡有人說：那女人擁有美妙的體態不是嗎？看她走得多優雅！所以，為了達到效果就會做得更努力。

儘管我隨時都會在十或十五分鐘的時間來做這些自在的動作，那僅因為有時它令人感覺舒爽，但並不意味著我必須把它變成一般的例行公事。

當我做運動時我不會為自己設下太大的要求。下決心是最危險的，例如，一天走三哩，一星期五天，如果是那樣的話，就是做太多了，一個星期還沒到就放棄了，這樣就是失敗的，倒不如做一個長遠的計劃，只要有時間，能做的範圍就做。我相信逐漸從任何運動開始，當我感覺可以多做時，就做。

但多做並不一定是最好的。我認為一天之中做個十五到三十分鐘最棒。如果你做五分鐘或你自己想到時做二分鐘，那麼它本身就很有幫助。

事實上，如果我覺得不喜歡一整天運動的話，我就不做，太陽依然昇起落下，我知道明天又是另一天。偷懶一天不會令我覺得有罪惡感——自責是很可怕的，雖然我知道體操對我很重要，如果我做的話感覺更好，但是我就是不要太偏信，我很反對做到痛。如果會痛，就停止。

當感覺不是很好時，休息非常重要。在這本書中，我並不是酷愛運動。如果你有感冒或重傷風的話，休息遠比做運動來得好。很明顯地，你試著擺動自己來放鬆。

我必須做是因為我的事業中，我必須工作。我用很久的時間洗澡、洗頭髮，我想「天啊！我又要去工作了」疲勞是一定有的但是不能想太多。如果可以的話，我就洗久一點，休息是最佳的藥方及動力。

我生活中的那些時間，對我而言，任何常做的運動的真正價值是，能幫助我輕鬆做完剛起來時感覺刻板的一天。因為我不想讓這些不舒服的情緒來影響我整天的工作，不然的話我就會真正、永遠地變成刻板的人。我把自己想像成一個有點駝背、姿勢不良、不能疾走，甚至不能做以前的動作。

這影像激勵我做任何事要使我自己放鬆。如果你能在單調的早晨中開始體操來取代不舒服的話，你將會訝異你的感覺將有很大的不同，會更充分的準備來迎接任何挑戰！

第四章　如何才能長生不老

——能保持身材又能維持健康的吃法

下定決心減肥

幾年前一個艷陽高照，美好的夏日星期天，在我家聚會慶祝小犬的生日。幾週之後，當坐下來看彼得參加宴會的錄影帶，我所有的思緒回到那些美好時光。

甜辣香味的雞肉正在烤火架上，粉紅色玫瑰點點鮮明的色彩美化了院子。還有我孫子們在泳池嬉水時快樂的叫聲。

我看家庭錄影帶的樂趣突然停止，是當我看自己從廚房拿出生日蛋糕的那一刻。在大都的讚美方式中，似是我平時我在電視中，我幾乎認不出來所看的女人，穿著毯子遮住泳衣，碩大、老舊的帽子，在那聚會中很盡興，在家人的懷抱中感到安全。但我的笑容却掩藏不住我過度肥胖的事實。

我想：「我看起來多難看啊！粗大又沒線條，還有那些不引人注目，肥胖的手臂。這不是我所想要的女人。」

當我在錄影帶上看到自己，我知道是我該改變的時刻，那一剎那的事實，像是某種東西敲進我的頭，使我決定要消除那些多餘的體重。我不須要很專業成功地減掉那些肥肉。製作人很快樂地把「潔西卡・弗雷特」當成碩大的蘇格蘭淑女。但我對自己感到不滿意！

我重到一六五磅，對我而言不是什麼秘密。在演「作品中的兇手」的第一季，我開始習於暴食，緊張地整天在吃零食。每週新的電視節目對我來說是例行公事，但是我卻不知道如何去面對一天十二個多小時被困在一個地方。在電視中，常發現自己在場景中坐了些時候。那很容易導致不健康的狀態，我就是這樣。在那短時間內，我重了將近十五磅。

那時，我對自己撐大的身材略感沮喪。我對自己說「好吧！這就是現在的我，我現在有點年紀了，我就維持這樣吧！」但當我越想試著否定自己需要改變一些方式時，我却吃愈多，我無法忽視我身體上常常折磨我的抱怨。

當有些人隨便地問我「你好嗎？」你很想回答「很棒」，而實際上也如此時，不用想到自己「我頭痛得要命」或「我胃很不舒服」。

我想體重增加最糟的事是因為我開始態度不同了，人們也以新的方式對待我。我變得拙於言辭，把自己以一個肥胖者自居。周遭的人要負責幫我上下樓梯。我真的不習慣有人伸出手幫我從椅子拉上來。

有一個人在洛杉磯附近逛街，從只賣大號的店帶我找節目開始我要穿的衣服，因為在一般店裡找不到剛好合身的十四號。我從沒有想到自己變成一個過重的女人，竟然不能穿一般十二或十四號，我真的覺得丟臉。

我當了一輩子的演員，竟讓比這更可怕的事情發生在我身上。我自己幻想要成為一個有活力、優雅的女人，而不是笨重、依賴人的水桶。我還未滿六十歲——還沒準備好要接受自己像厚重、骷髏的老人樣，一個我從不想變成的樣子。

看到家庭錄影帶裡的自己震撼了我終於要面對這情況。我知道我做得到。我在過去減過幾次肥。在我的事業中，每個人為了角色去塑造自己的身材。而我呢?每次總要為了接受這角色減輕五到八磅。

我從未有真正的體重問題，節食也非我的主要困擾。我並不是那些常常要試新的節食，不斷地減輕或加重二十磅或三十磅的人。我的體重波動並不大，也沒真正胖過。我一生中很少會注意到體重上升。我會隨時觀望什麼是我節食的最佳時機。試用一些養生之道，減掉我要減的，而且我會保持這樣的體重好一陣子。

當我三十歲代時，例如，我生活的重心就是家庭和孩子。我會打一點網球，所以鍛鍊一些肌肉，但那並非全部，事實還沒講完。在共愛巢的過程中，我胖了一點。那時候我穿十六號。我記得當時我先生必須到羅馬出差，在他走的那三個禮拜之內，我決定要減肥。我翻遍了花園，做得像個碼頭工人並且吃得很少。我想那時候家常乳酪及水果是我的主食。我把注意力從廚房轉移到花園，在那三個禮拜之內我又恢復了我的身材。

當然，我曾一度放棄吃乳酪又回到我以前常吃的東西，那很容易又胖起來。我記得愛博芬妮在我們同演出哈姆雷特時對我說：「你很喜歡吃甜食，對不？」我的更衣室裡有好幾盒的糖果，大部分時間都藏在古裝底下，我成了有些過重的女王。等哈姆雷特一演完，又安排「馬內」的公演，我那一陣子控制自己不吃甜食。

在四十歲早期，我在百老滙第一次做「馬內」的公演，每次謝幕後的晚上都要回到更衣室，每晚興高彩烈地表演之後，就買一瓶辛辣的白酒等著自己。在常被邀淸去參加的晚餐及宴會之前前，我可以喝下半瓶，做那場秀時，我動得厲害以致於半處於飢餓狀態。我的戲服開始感覺緊，並不驚訝！我自己想「寶貝，你要衣服撐破了，你在這兒，而紐約的土司，卻使你漸漸發福」

在當時，高蛋白節食法蔚為風行。我決定去嚐試那種快速減肥法，記得早餐吃優酪乳及水煮蛋，每天晚上五點吃牛排。我呼吸困難發生是當身體熱烈燃燒本身有毒脂肪時，一種無可避免的影響，這是節食提倡者的解釋。多可怕！每個人都說多喝些水就可呼吸順暢，但那無效，體重真的下降了，而我也跑遍了紐約（各醫院），那才真的幫了不少忙！

現在回想起來，我認為不管我是為了我的工作，或是為了讓我的先生看得舒服，而做快速減肥，體重從未下降，因為我不想長期被這些極端的限制綁住。那太沒自由了，那被設計成快速減肥時是相當成功的，我又回到原本吃東西的方法，體重又不知不覺的上升。

但是為我開始將家庭錄影帶上的那個女人當成回憶時，那是不同的。我注意到在「Murder She Wwote」小組中的個男人，差不多和我同年紀，曾經挺個大肚子蹣跚地走著。有一天，我注意到他已經變成一個削瘦的年輕人。他減了大約有二十磅的體重。我問他：「你到底是怎麼做到的？」他告訴我，並且我為了自己而採用他的飲食計劃。我在三、四個月內減少了十五磅的體重，變得很健康，而且找回了我的自尊心，在往後的五年中，我維持了體重，甚至變得更苗條。

飲食計劃的不同處並不在於節食，我總是想著如何減少節食。直到某人減輕體重之後，飲食計劃才會變成一種奇怪又非常嚴苛的飲食方法。我曾經因為這種健康的飲食方法而減輕了十五磅，且一直保持到現在。當我第一次對自己承諾要改變飲食習慣和減重，我要求 Peter和我合作而且不要強迫我吃東西或第二份食物。他同意不使我動搖我的抉擇，而且我知道他給予我的這種支持，是我成功的一個重要因素。

攝取低脂高纖維食品

接下來，我們的飲食計劃是低脂肪高纖維食品，包括一些水果、蔬菜、穀類和限量的高蛋白，我吃的百分之七十是新鮮水果、蔬菜和穀類，我限制自己一天吃大約六盎司的蛋白質。工作時，我不會改變我的飲食那雖然是個很嚴峻的例行公事，卻幫我維持體重及能量。我每天從相同的類型食物中吃相同的份量。當我想減掉幾磅時，我就刪減成一半或三分之一。但我吃的東西都是一樣的（例如吃一杯半而不是三杯的沙拉），我所提倡的飲食方法並非全適用於每個人，但是它對我卻管用。

我一早起來都會喝一大杯的現榨果汁及一片香瓜或木瓜。我還吃將近十一種水果，一個蘋果或香蕉（在英國，我們通稱晚一點的早點點心為「elevensies」，通常是茶和小餅乾，英國人相當聰明，真的，大概是他們這種方法結束一整天東西，這是一個不會有胖子的國家！）

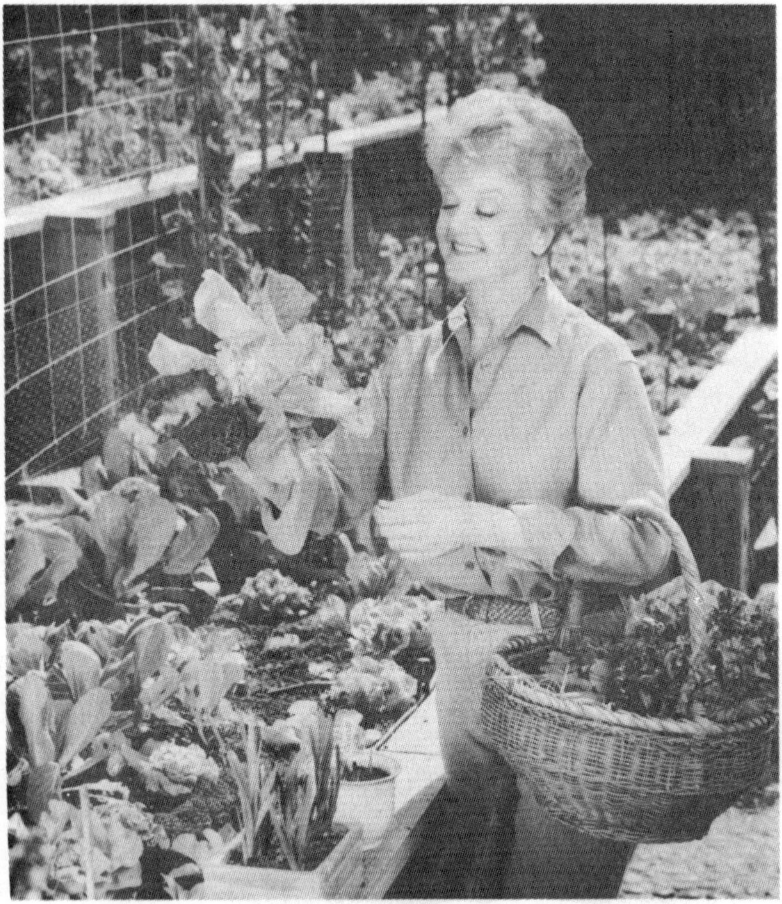

從我家花園裡摘的蔬菜是做沙拉的上等材料。我知道不是我在想像，而它們吃起來比超市買的還好吃！

廚房潛水沙拉

兩人份：

- ½把的奧橘拉菜，將粗葉柄剔除
- ½個長葉萵苣
- ½素西里南瓜
- 1個小長頸南瓜或小黃瓜
- ¼墨西哥橘痲脆菜
- 2根葱
- 1條削皮的紅蘿蔔
- 1杯花椰花菜
- ¼個去皮的酪梨
- 1盎司的銀杏

將奧橘拉菜及長葉萵苣撕成小片，所有的蔬果切成¼英吋大小的小丁，在沙拉碗中加些銀杏，再將所有的東西與2茶匙我最喜愛的芥茉醋（請見下篇食譜），或任何你所喜歡的沙拉醬均勻地攪拌。其實你並不需要加上比這更多的沙拉醬來調味了。因為這些蔬菜本身的味道已夠多了。

註：當然你會發現許多本地產美味的青菜可做成生菜沙拉。

※橘痲脆菜是一種墨西哥根莖蔬菜，有棕色的皮及脆而多汁的梗，是用來生吃。如果你住的地方沒有得買，你可以用½的紅椒椒。

芥末醋

- $2\frac{1}{2}$茶匙的香味樹脂或紅酒醋
- $\frac{1}{4}$茶匙的「狄瓊」芥末
- $\frac{1}{2}$個剁碎的蒜頭及調味用的楜椒
- $\frac{1}{2}$杯橄欖油

將橄欖油以外所有材料擺在一小碗中攪拌。持續並緩慢的攪拌將油摻入，直到所有的東西都充分地混在一起為止。我通常會吃些魚或雞或鴨肉（去皮），或有時吃些 Pasta 加生菜沙拉當晚餐。若我吃一小片魚，我會配著三種青菜吃。所以這算是豐盛的一餐。

大部分時候，特別是在工作時，我都是如此打發一餐的。

當我在外用餐時，我都會要求將沙拉醬另外擺一旁，或請服務生給我少許橄欖油或食用醋。

我時常到我女兒和她先生在聖塔蒙妮卡所經營的義大利餐廳，而我的喜好則是不含起司的鬆菜培司配上新鮮洋芋及紫薊醬。我在家也會做自己的家常菜。

髮菜培司配生鮮夏季番茄

兩人份：

● 1英磅的熟番茄
● 2茶匙的橄欖油
● ½個中型黃辣椒，切成細絲
● 1個切開，剝皮並剁好了的蒜頭
● 粗鹽
● 8盎司乾髮菜培司或任何長而薄的培司。

將番茄在滾開水中滾個一到二分鐘。漂白。待涼後去皮及子，並將它切成四小塊，我喜歡用義大利的梅子番茄來做。但任何一種番茄均適用。將橄欖油倒入長柄淺鍋中以中火溫熱，然後加入洋蔥以溫火炒至呈透明狀，並依個人口味倒進番茄及蒜加些鹽，別忘了，你在煮培司的水中也許已加了些鹽巴了，而你會發現瀝乾水份後這味道仍會入味在麵裡。慢火燉這番茄混合物的十五分鐘，煮培司時，將這熱騰騰的醬汁淋在上頭。

而且若你喜歡的話，加些新鮮的紫蓟葉片於上，以增加其美味或用以做色彩下的裝飾。

午餐，我會吃一個很大的沙拉或是一個大的沙拉三明治。裡面包滿了黃色的、綠色的根莖蔬菜，除了廚房的水槽外，所有能吃的東西都夾在裡面。我會在上面淋上少許的橄欖油及檸檬汁。我會吃一個全麥餅乾沙拉，有一陣子，會夾一片低脂乳酪。在沙拉裡面也常吃半個西洋梨，或配一片土司。

在現今的社會上，若你懂得選擇，在大部分的餐廳裡吃頓聰明的一餐是件易事。若你要求就可在盤子裡擺上你所需的每樣菜色。要求廚房少放些調味醬可值回票價。對於奶油濃湯及大烤的食物可都敬而遠之。當然，人們對於知名人物都彬彬有禮。

以前我女兒常說獨處時你可得到任何你想要的東西。但仍有許多人知道他們用餐的餐廳，已習於應客人的特別要求而做到令客人滿意的程度。我知道「德瑞爾」是一位很典雅的人。她特別努力做到在意自己體重的客人在她的餐廳感到舒適。我也確信有許多其他的餐廳經營正在做同樣的事情。

如許許多多在旅遊中仍嘗試堅持節食的人所知，當你離家又想得知健康須經過一番特別努力的。當我出國時我會帶著榨汁機同行。

不論我們到何處都可買到新鮮的柳橙，帶回旅館房間，榨些棒透了的柳橙汁。若你不想到異地的食品店或市場時，大部分的飯店裡你都可以要求客房服務員送來食物。當你拿健康食品當零食時，可吸收一些土產。

在旅途中我盡力使自己維持獨家的進食配方，但對於一些地方性的名產。我並不阻止自己去享受它們的美味來嚐，當在拍廣告受歡迎的電視劇「尋殼人」時，我們曾到西班牙的伊碧沙小島上一個星期出外景。我沒錯過去嚐嚐當地最受青睞的「培拉」的機會。我只是稍微節制吃的量而已。

我並非聖賢，當我在愛爾蘭時，我費盡心力才克制自己不去吃凝脂奶油及自製果醬塗在奶油圓餅上。縱使如此，我並不全然地克制自己。我會吃些圓餅再配些沙拉當晚餐。我曉得偶爾吃些餐車的食物沒什麽大不了的。因為這有助於在其餘百分之八十的時間裡吃得健康。放鬆並善待自己，將體重保持正常是件可能的事，算吃一頓高卡洛里的食物並不會一下子增加五磅的重量，只有當你一頓接一頓吃高熱量食物，並吃一大堆零食和豐富精緻的甜點時，才會給自己找來麻煩呢！

我做些嚐試並自錯誤中學習後，才找出適合自己的吃法，也才相信這是唯一找出自己能接受的飲食法的方式。特別是當你在進行食療法時，吃的都是些固定食物。所以強迫自己吃些自己排斥的食物是沒啥意義的，我天生就愛吃我所吃的健康食物，早晨時我都會樂於來支新鮮、質美的香蕉。

當我過了一陣子沒來份沙拉時，我簡直懷念那種咀嚼一份美味沙拉的聲音，我也發現自己為自己所喜歡的食物深深地吸引著。這聽起來也許有些怪異，但我真的會對來盤好又鮮美花椰菜上頭淋些小黃椒椒粉而興奮不已。

學著如何避免自己在減肥期間吃某些東西，在嘗試及錯誤中所學習的一重要部分，即它將我的飲食方式定型。

回顧以往的經驗中，我學到什麼樣的食物將給自己惹來麻煩。加了奶油多脂肪的食物，法式醬汁、希臘式小羊肉，這些質最重的油膩食物，不但使自己的機能遲緩下來，且使我感覺自己像要發臭了。當我不吃質重的食物時，我感覺頭腦既輕鬆又快活。我注意到自己吃了多量的新鮮菠菜後都會開始犯頭痛的毛病。

我仍記得在我懷孕的期間，大夫都會開給我一些孕婦所需的鐵質配方，我那時就無法忍受它們，因為只要一吃就開始頭痛。菠菜含豐富的鐵質，且很明顯我對它很敏感，因為我將它歸納為自己的問題食物。許多人對某些食物很敏感，但他們選擇忽視那種感覺，因為懼怕自己得放棄些自己所喜愛的食物。

由醫學雜誌獲取知識

一些醫學雜誌都會定期報導某些人吃了會有所反應的食物研究報告，且大衆傳播會將它們廣泛地報導開來。我對這種訊息都很注意，且從中獲益匪淺。

當我初次嘗試減輕十五磅時，簡直對自己嚴厲到極點。甜點或起司我連碰都不碰它一下。我不把具誘惑力的食物擺在屋裡，這使事情容易許多，眼不見為淨，當我發現這樣吃法所帶來的成效時，我體重沒有增加，且不覺飢餓，況且身體也沒有反常的現象發生，我的喜好與成功並未相衝突。但每當體重減輕一些，我整個人也都隨之變得輕鬆。

假使稍微地變化菜色，增加自己食物蛋白質並減量食用蔬菜。規律性的，我都會嚴格遵守這種食法。但一到周末就會放縱自己一下。例如：我得斷絕自己愛吃的起司的習慣，因它富有高熱量，但在某週末，我可能會選片白軟的乾酪配上熱騰騰的法國麪包，加印尼咖哩調味料當做午餐。這非鬧劇，我仍會注意消耗了多少熱量，而我也知道在一整個星期按照自己的配方進食後，偶爾來塊美味並不為過。

雖然我不去數卡洛里。我卻知道食物營養價值的重要性。我知道一片麪包或小茶匙奶油含多少的卡洛里稍微自我教育，對食物卡洛里含量的觀念並不難。因為到處是垂手可得的文獻可考。

據我每日所攝取的食物中，我所得到的卡洛里含量少於二千卡洛里，我不會讓自己餓著。我吃得恰好，特別是我所取用的大部分是像水果、蔬菜等這類不含脂肪的食物。只要保持攝取二千卡洛里以下的熱量，就不用減肥，對大部分人而言也一樣，除非他們的工作性質是得固定坐於椅上的。

也只有當我們每天攝取二千五百、三千或四千卡洛里的熱量時，我們體內才會開始堆積脂肪。所以，通常一片厚的乳酪蛋糕的卡洛里含量為一千，且這大多是來自脂肪，若我除了自己每天的例行食物外又攝取它的話，我就會得到過量的熱量。

品嚐美味並不會一下子破壞掉你以前的努力，但身為一個衆人習慣的創造者。我確實將冰淇淋與好吃的甜點自我的節目中排除。

我之所以能飲食如此成功原因之一在於自己對「大餐」的觀念有所改變。對我而言，將每餐的主菜都是以肉類及兩樣蔬菜的習慣改變過來，是項工程浩大的調整過程。現今，我的

田園蔬菜湯

六人份

- 二茶匙的牛油或人造奶油
- 一杯切好的洋蔥
- 一杯削皮且切好的洋芋
- 三杯切得粗細粒狀的紅蘿蔔、芹菜、荷蘭菜、花椰菜，洋菇、菠菜、荷蘭芹菜
- 五杯高湯調味用的鹽巴與榭椒

將牛油熱融於重型燉鍋中，起泡時倒入洋蔥及洋菜拌勻。將鍋蓋掀起，以慢火煮上十分鐘。倒入切好的蔬菜及高湯直到煮熟。

千萬別將蔬菜煮得過熟，否則將失去其原味了。將所有的東西倒入果汁機或食物調理機（別攪過頭了）或以濾器篩過。以自己的口味調味。

這濃湯若加塊低脂乳酪或淡味的低脂優酪乳都能增其美味。

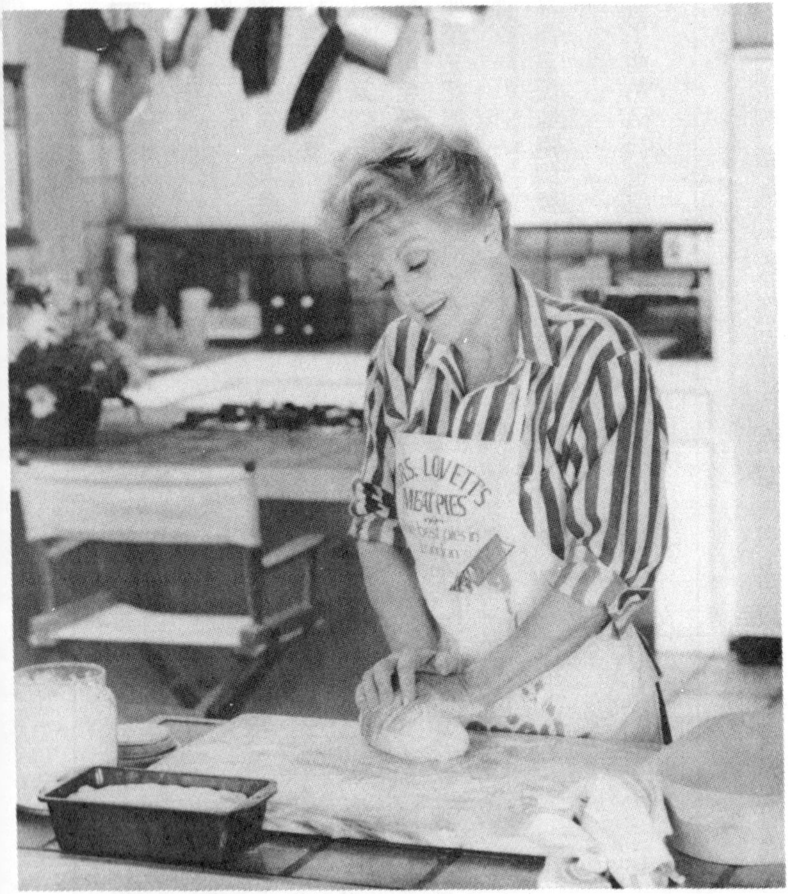

我曾不想自己這麼忙碌，因為我找不出時間做一個大的家庭自製麪包。

晚餐也許只是湯及蔬菜沙拉一大份或一份烤洋芋淋上乳酪及韭菜。起先，我邊吃會邊想「天啊！我吃這根本不叫餐，我該吃更多才對」，但為何只吃自己所需的食物，而非以傳統的眼光來看晚餐而進食呢？

現在我所認定棒透的一餐不再讓我吃後不舒服，動作遲緩或招來頭疼的毛病。隋著年齡的增長，消化系統也隨之改變。

我知道自己的確是如此。這就和你年輕時可徹夜跳舞，不在乎睡眠，而老了卻無法再從事類似活動的道理一樣。你就是無法承受這種虐待自己的方式。

以往我是個美食熱愛者，喜歡吃也喜歡煮。小時候我們家烹飪，食物及廚房是家居生活的一大中心事物。母親是個極佳的廚師，我年少時便開始學習做廚房裡大大小小事情。我學會為家人煮飯，從不雇用管家來煮晚餐。

我七十歲時有段時間曾住在愛爾蘭。那時我沈迷於做營養價值高，用了很多奶油、牛油和起司製成的法國菜。明知這些東西含大量脂肪、高膽固醇的食物有礙身體健康，卻仍為自己或我所愛的人做這些食物，似乎顯得有些荒謬。

現在彼得會對我說：「試著想像一樣比起世界上任何東西，你都得急欲吃到食物！」我再也不懷念自己曾愛極了的烤豬肉加蘋果醬或里櫻桃醬或乳酪蛋糕了。我可以吃一小口。卻不想再吃掉一整份了。

既使是我現在的新食法，我仍自己烹調食物中得到極大的樂趣。縱使我已拋棄以往所愛的許多老式熱量高的食譜，我仍擁有自己所愛的又可依賴的美味食譜。有一種餐我有足夠時間時會烤製家庭特製手工麪包。許久前曾有家人暱稱為「天使般魔力的麪包」，那是種發酵麪包含有全部穀物，世界上最美味食物，我喜歡在製作它時整個廚房所溢散的香味。

我也發現用微波爐烹調時所帶來的挑戰性。微波爐是用來蒸蔬菜且不含任何油脂的最好裝備，且它清理起來又不費事。

天使魔力的手工麪包

- 二個麪包份
- 二杯開水
- 一又二分之一杯碎麥片
- 三茶匙的澎鬆劑
- 二茶匙的蜂蜜
- 一茶匙的鹽巴
- 二糰發酵的乾麪麴
- 三分之二杯溫開水（華氏一〇五度到一一五度間）
- 四杯麪麸
- 二把糕餅原料
- 二把即溶燕麥
- 二分之一麥芽

①將開水倒入碎麥片中。攪拌，並加入軟化物，蜂蜜及鹽巴將它擱置一旁待涼

②將麪麴置於溫水中溶解，並與麥片混在一起慢慢地倒入三杯全麥粉並攪拌之。再倒入糕餅原料、燕麥以及麥芽攪拌之，將所有的原料均勻地攪拌後，用布覆蓋住碗。讓生麪糰發酵到原來的兩倍大。這通常得花一至一小時十五分鐘的時間使麪糰發酵，所以有時我會趁麪糰發酵的時候到花園裡走走。

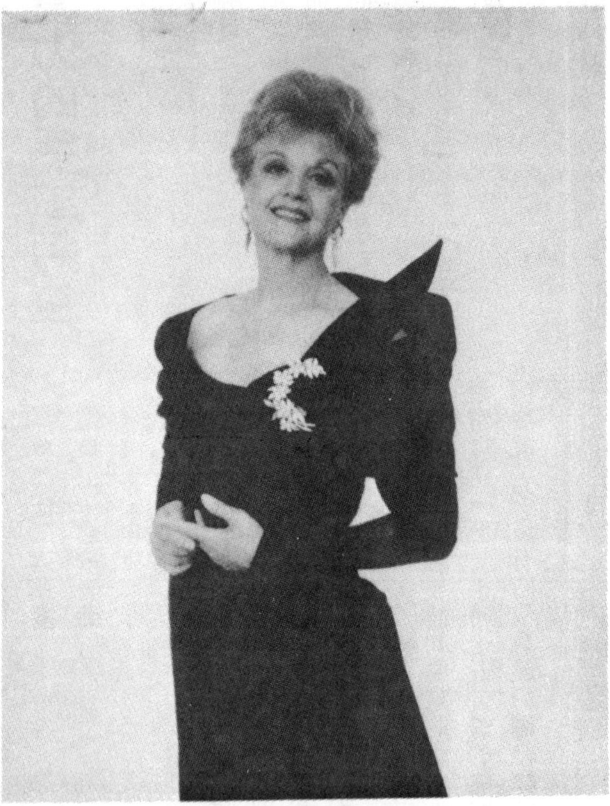

這是鮑伯・梅姬著禮服的樣子，使得人們驚訝並停止對她的批評。

第五章　把握每日

——滿足身體及心靈的活動

面對身體或心理挑戰

「親愛的，你會騎腳踏車嗎？」彼得問我。

「當然，我會啊！」我告訴他。

我不想跟一個給予潔西卡弗瑞生命有豐富想像力的製作人承認我不會做任何一個小學生都會做的事情。我自己成為電影節目的明星之後，就專注並致力做我精神充沛的角色裡要做的事情。所以是我固執的傲氣使我到這種地步，跨上一台全新的來禮自行車，在環球影城後攝影棚清好場的街上，攝影機對準我，有五十名成員在看著。我很擔心的是，如果我掉在攝影機前，那麼就不缺證人看到我的窘況。

攝影師已準備完畢，當我在等導演喊「開始」時，我告訴自己「當然，我會騎腳踏車，我一生都會」好吧，並不是我全部一生。

當我是個小孩子時。我騎過，當我們住在愛爾蘭時騎過一陣子。但在一九八四年溫暖的秋天，我沒有想到我已接近六年不騎腳踏車了。

我深呼吸了一下。從地上抬起我的左腳靠近踏板，同時我的重量全改在右腳，然後放在另一個踏板上。瞬間，感覺我的身體伴隨著腳踏車。我的心裡沒有任何指令，它適時地動了。前進，踩著，平衡的，甚至在需要的時候刹車了。

我哭了，不僅是因為導演要我在鏡頭前面看起來很快樂，也因為我很少會興奮成這個樣子。我好想大叫：「真的耶！你從未忘記如何騎踏車」。

回想起來，我不會想到我的成就感，那天表現的甚至比我女兒騎她第一輛三輪車時好不到那裡去。我有力、健壯、平衡，準備好去面對任何可呈現的身體或心理上的挑戰。

騎腳踏車跟前面我表演的伸展及強化肌肉比起來是一種不同的運動。我鍛鍊自己常做運動，那可使我部分地保持彈性及強壯，因為他們幫我在做不同事情時自得其樂，使我的身體及精神很充實。

有一個比彎膝、抬腿及三溫暖更好的健康生活方式。我個人對積極的定義包含的不只是健壯，也要刺激、忙碌，做任何事情都要全神貫注。我的嗜好及興趣使我跟著熱忱的生活及本身眾多的可能性前進。

當我們年齡稍長時，我認為跟自滿抗爭很重要。保留自己在某些事、物的興趣，真的使我保持年輕。種花意味著坐著不動，只有面向陽光——不是人們。對我而言，有一個目的及理由使我動是非常重要的事情。我常會給我自己想些理由，因為我知道當我有興趣及參與時，我覺得很快樂。

如果我積極時，我會保持積極，永遠不會沒有力氣。我們真的不要求加諸自己身上，用任何方法達成身體的負荷量來工作。想想看有一天你從家裡到另外一個地方，當你一天每一個小時都要動。這種情況就像阿兵哥在強行軍，很明顯的，我們從不知如何發現身體所擁有的能源儲藏所。當你知道工作一定要做完時，當你更換時，你要愛你所做的，當你有成就感的時候，可以做更多你曾經想過的。

騎腳踏車是你能做的最輕鬆事情之一。為了「作家筆下的殺手」騎腳踏車，讓我見識到最簡單最輕鬆的活動之一。當我不工作時，我試著把騎腳踏調入我的生活中。當然，汽車可以使我很快到我兒子的家，但如果我不是很趕的話，我會騎腳踏車騎過幾條街。

騎腳踏車就像飄浮——感覺微風牽動秀髮沒有聲音，只有腳踏車輪子的轉動聲——那是一個很棒的感受。最不可思議的想法會在新鮮的空氣中綻放。我不是說要準備騎歐洲那些瘦小的輪子，及有坐墊比賽專用的腳踏車，那感覺很痛苦。市場上有堅固、寬胎、直的把手及好的、寬的及很舒服坐墊的腳踏車。

要確定你踏車的坐墊高度剛好夠讓你的腳放在踏板，膝蓋只要彎一點即可。不必為你珍貴的生命一直抓著把手，只要很輕鬆的握住即可。你將會發現如果你把腳掌放在（較彎曲時）踏板上會比較不累。踩踏是一種緩和的動作，那不會使你的關節覺得吃力。雖然我不曾在「作家筆下的殺手」中戴頭盔，但如果我是真的在街上騎。戴上它會感覺更安全。

許多城市都有腳踏車道或腳踏車專用線道，可騎在上面不用擔心交通。你不用騎太遠或想要從騎腳踏車打破紀錄。只要樂在其中，就會發現只要有時間就會常做。用一個籃子或置物箱綑在腳踏車上，你就可以用它來跑跑腿了。

我猜我們都同意走路是世界上最好的運動。我最近讀一篇報導，調查人為什麼沒有持續地運動。最普通的原因是在他們所參與運動課程或使用特別器材的地方離家裡很遠。這篇報導同時指出。一些人對複雜的運動器材有所恐懼或是他們覺得必須穿那些高貴的運動用品。

用走路來運動可以消弭上述的兩種煩惱。你在家的附近走路，你可以擺脫必需要在特定地方穿上特別的用品以便運動的負擔。

你所要做的事是，走路是買一雙給那雙走路的腿有很好支撐的鞋，穿一套合身又輕鬆的運動服，最好是絲質能透氣。戴帽子是一個很好的主意，戴太陽眼鏡是非常重要的，不僅是臉，你的脖子和手也一樣。我都會戴上太陽眼鏡，我了解如果我一個人開車，太陽直射灼熱我的脖子，而我並沒有遮太陽的東西，我就會有難看的紅色或棕色的斑點在我脖子上。況且它們不會很快消失。也不好看。真正危險的皮膚癌是來自於自己在陽光下曝晒太久。

如果做某些事必須久坐的話，諸如看劇本或講電話，當我做完的時候就會在花園走一圈，或上街，也就是讓自己再動一動。並非每次都要走很久，可設定記錄健行。甚至一個小時的走路可以平衡一整天那些你必須坐著的部分，它使我感覺不像在做苦工。

我會用比較活潑的步調走路是因為我喜歡踩在地上，到達某地方的感覺，但不必走得很快，讓自己喘不過氣來，你在走的時候可以很輕鬆地講話，讓雙臂自然地搖擺。當你的腳踩在地上時，試著抬高腳跟，跨步走那會讓你感覺很舒服。如果重複我之前所說的小腿伸展運動，在散完步之後肌肉就比較不會抽筋或弄疼了。

如果你想減肥，規律的走路幫助驚人（假設你也正在看你吃什麼東西）。你會發現重量不僅從腿上減了下來，也將漸漸地整個變得苗條。我青少年時，在紐約上學，習慣每天早上從九四街走到第五十街。有一天我想我的鼻子快被凍僵了，但我喜愛每天用腳的路途，我認為那使我的身體在改變及轉入青春期時，減掉了一些我兒童時期的矮胖現象。

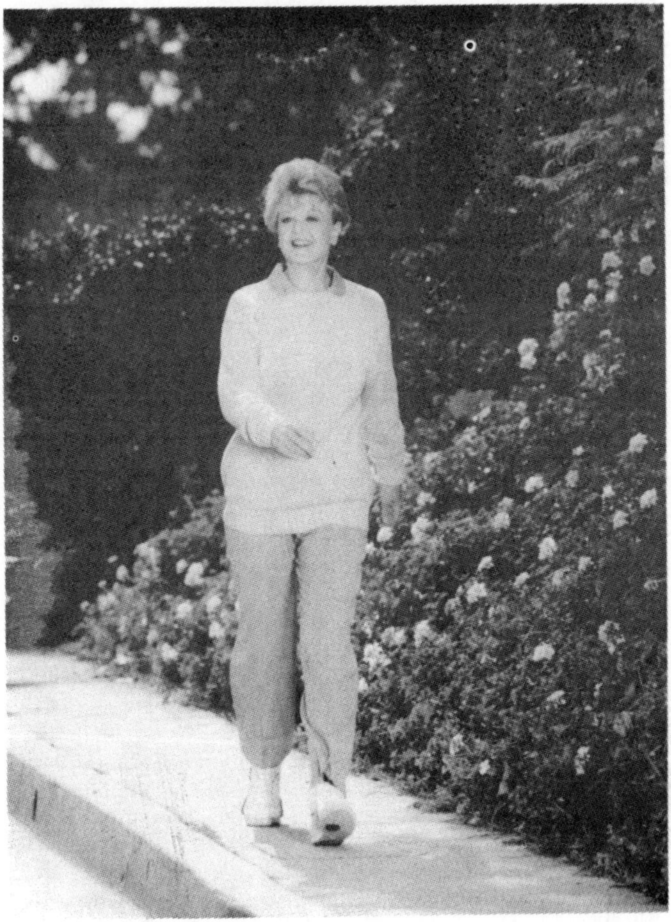

有時漫步街道使我振作，也讓我在往後日子充滿活力

步。

現在我住的地方，我們向來開車到每個地方。很基本及陳舊的景觀，但我嚐試讓自己想到有時用走路代替騎車。我知道鄉下有許多地方天氣會阻礙你走路，但甚至是夏天清晨的溫度都會令你覺得舒服的想出去。在冬天你可找大又近的賣場，在那兒你更可安心又輕鬆的散步。

大部分的人在他們出門的時候會走很多路，我沒有什麼不同。走路的時候可以在路上綴飲美好的追憶，那些不是能在追求速度感的車上做的。我喜歡走路的地方是在靠近蒙底歐西諾，一個迷人的北加州由捕鯨人所建的海岸村莊，和新英格蘭捕魚的城市相似。每年有十天的時間為了「作家筆下的殺手」在此地區工作，彼得和我常會找時間沿著多風的海岸散步，那兒有浪濤，奔騰的海水拍打著岸邊多樣化的岩石，景觀令人心曠神怡。很多的海鷗在此駐足覓食，一群群的海狗聚集在岸石底下向我們吠著！

我也愛在林中散步，我在維也納森林中有一些難忘的散步經驗。我常散步的地方是靠近在菲爾曼特我大哥家的叢林地帶，環繞著高聳的櫸木及楓葉。

在秋天時，硬石路上覆蓋一層落葉地毯，我腳底有很美妙的感覺，甚至落葉的氣息更有一些蒼涼的感覺，夏天已過所有事物也近入時序。我聽說許多人在他們生日的時候感到悲傷。或許，因為我是十月生的，所以秋天很容易令我憂鬱。

游泳使我頭腦清醒

我發現兼具放鬆與活力的另一體育活動是游泳。因為它涵蓋太多的伸展，它有很好的方式讓纏繞的工作脫離身體，及我們有時所呈現出來的緊張情緒。如果我一直在攝影棚裡工作太久，一直站著而沒有真正在動或只用我的身體，游泳可使我快活——我感覺所有的肌肉在水中推進。我知道我很幸運，因為我家後院有一個游泳池，但喜歡游泳的人一定有辦法找到地方游泳。

每個校園都游泳池，有些高中在某些特定的時間對外開放。對每一個年齡層的泳者而言，非常重要的一件事要記住的，是必須有救生員或泳伴在側。只有你一個人在游泳是不明智的，特別是在海邊或湖中。

我不游來回，一旦我在池中，我想游多長就游多長，沒有伴隨任何預設的行程。有一段時間我想嚐試一個角色是被安排在水底運動的。在池中最奇妙的一件事是沒有水的支撐就不能做運動。因為水的幫助，可以伸展你的手或大腿而不用拉緊肌肉。水底運動課程現在在健身俱樂部相當風行。因為他們提供不同方式的運動很緩和有效。

近幾年我們有一棟房子在馬里布的海邊，海灘已成為我們生活的大部份。我從不厭倦聽、看、觀察情緒或顏色的變化。

也就是說在海水裡游泳比在游泳池裡游更快活，就像喝香檳比喝白開水更有趣，和波浪奮戰，感受他們的律動，與他們形成某種親密的舉動是一種永不止盡的挑戰。我不用板子飄浮，但是我的孩子真的教我用衝浪板在一個橡膠筏上乘風踏浪。

我從不剝奪本身對游泳或去海邊走走的樂趣，因為我不認為我穿泳裝看起來很難看。難道婦女朋友們都覺得她們穿泳衣很迷人嗎？特別是當她看到自己在服裝店試衣間裡被有變化的光，及添加螢光幕效果的鏡子所反射出來的影像？

像大部分的女人，我穿泳衣時比其它時刻更感到自信。我依靠很好看的東西，像我會穿一件套裝，美麗的沙龍、圍巾及套頭。但是一旦你自己在水裡，誰曉得你實際的三圍？

選擇性的活動可幫助你不疲累。對我來說，工作最緊及疲累的事莫過於一整天跟一群人在一起，有著的噪音及談話，淘淘不絕的吱喳聲，且大部分都跟手邊的工作無關。

我為了表演，為了呈現更好的，為了完成去做所有我想做而時間又似乎永遠不夠的工作

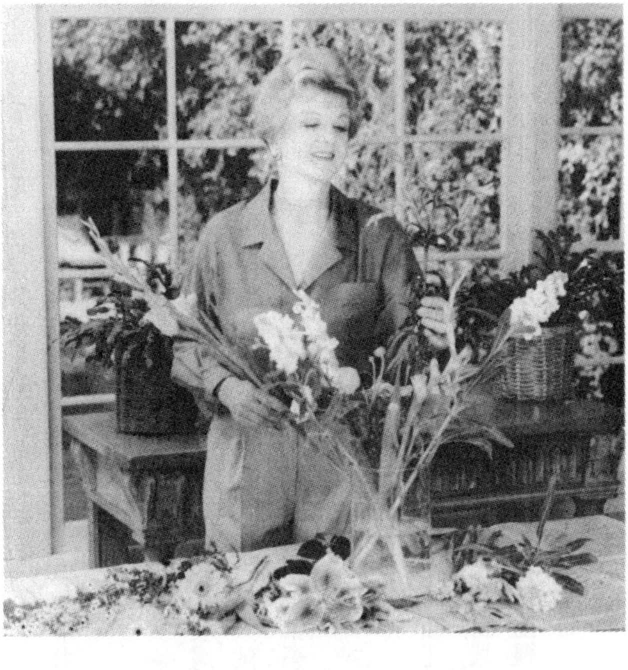

我會花點時間把家裡各處插滿花。希望每一個看到的人會覺得很愉悅。

，感到有壓力。雖然大部分的壓力是我自找的，但這類事情我必須戒掉。

我並不是一個暴躁的人，如果我感到在壓力之下我不會不知如何排除，那些壓力就會圍繞著我。我知道這會很不健康。

所以，我改做別的活動來緩和一些緊張，而這活動我發現非常充滿青春與活力。信不信由你，我喜愛的其中一項就是插花及種花。在花園種花，在廚房擺個花，在院子及房子四周走，摘一摘在樹上枯萎的花朵。我會重新整理書架，淸一淸櫃子，巡一巡我的調味料及把那些老舊東西丟掉，我心中也有一畝幾乎是沈思所用的田地，我的腦子有某些阻礙縈繞時，它不會集中在任何事或試著去解決任何難纏的問題。

當我插花時會沈思，是因為那是一個放鬆心智的地方。

我喜歡插花的方法，有些人可能較喜歡插花的用具及到俱樂部去打高爾夫。插花滿足我對活動的需要，那是有活動力但卻不須全力以赴，可使我心情從其它事情上放下身段，我覺得從插花所得到的健康好處，比其他人從跑步上的更多。你知道最近醫學研究指出經常插花會促進長壽嗎？

彼得在周末時常對我說：「你為什麼不坐下來，放輕鬆？看點書？難道你就不會停一下嗎？」我會說：「你不了解，我坐了快一個禮拜了。」

能夠房間上下來回穿梭是一種最好的強心針，在周末我從不休息。我相信找些理由讓自己坐下來，不要讓屁股靠在椅子上，變成一個坐在電視機前零食吃不停的豬（當然，我們有時會這樣做，特別是在漫長、疲累的一天之後）。

讓雙手做任何事

手工也可使我非常冷靜，手工不同也因人而異（對我，種花也是某種手工），但是它所有廣泛的意思是用你的手做事。，有些人費盡心思喜歡把手當做是一種放鬆，用身體來滋養腦部的方式。

溫斯頓•邱吉爾常砌磚牆，他聲稱那有益於思考，我知道一位精神科醫生習慣一遍又一遍的油漆，他有一間大房子，在房間與房間之間來回，就是粉刷牆壁。我們不能說他病了，能嗎？他告訴我那是他唯一能夠釐清自己思緒的方式。

我一個朋友，著名的導演傑爾•薩克斯，告訴我說當他從可怕的彩排回家時，發現他太太晚餐已經準備好了，他從清洗那些在水槽林立著的特別油膩的盤子得到很大的樂趣。過了一天試著解決劇場的問題及告訴演員該怎麼做，他發現治療的方法是去清洗那些特別髒的盤子把上放下。

我在近傍晚清洗了餐廳所有的窗戶。我下班回家非常疲倦，工作一整天相當辛苦，在某些事上不具挑戰性就覺得更無聊，我的心會亂糟糟時，最好是提上一桶熱的泡沫水去洗窗戶（那使我看起來像瓊思•卡佛特每個星期為了清洗地下室的地板而煩惱的人）。

你大概猜得到我是一個凡事自己來的人。我最驕傲的成就是發現一個古老的松木桌，在愛爾蘭翻新，現今坐落在我的書房。當我們開始在愛爾蘭定居時，我的兒子安東尼和我在拍賣會場買了一些舊家具，我們把它存放不同的畫室，我們會每一個反覆玩味，下功夫補修到它原先美麗的樣子。有一陣子，房子都洋溢著辛辣松油及亞麻油的味道。

八層油漆積聚在我們愛爾蘭建造已有一六〇年歷史的房子門上。我們將這些老漆刨下來到它原來的松木色，然後再上蠟。我依稀記得發現這可愛的木頭之下，所隱藏的百年的塵跡與油漆時的震撼，然後我們用堅硬的毛布塗上去直到它平滑為止。

近來我沒有時間去做古物的採集狩獵，但我知道我應再找個像那樣的事做，如果發現有一件古物像一些好的原木隱藏在好幾層油漆下的話。你會從做這類的手工得到很深刻的滿意，且這酬勞是可繼續一輩子的。

不論何時我到愛爾蘭去，我那雙伏特的縫紉機一定會在我的行李中，用一個很大的「易碎」的標誌印在箱子上。

那機器已有二五年到三十年的歷史了，是我在澗克市一家小店買來，直到它有雜聲我就常清理、上油。在那台機器上我縫製每一片愛爾家中的窗簾、裝飾。有一些亮麗的藍色、白色及褐木色的斜紋軟尼垂掛在晨室裡，現在那些都已擺在我們加州的書房中了。海藍色、落地窗簾原本在愛爾蘭的畫室，今日已置放在我的寢室。

誰說縫紉不是一項體能的活動？你真的需要好好為它準備，用一個很適當的桌子表面，及其他配件，協助你避免身體上的扭傷。我常有剩餘的興趣把我的纖維布放在地板上，站起來跨過去，彎腰去剪裁而不要使我的膝蓋彎曲。

在過去，我漸漸做完我的工作，但也使我自己快變成跛子，需要我背部更多力量準備產生。但大概是因為我對這種事花了太多的心思在上面，我所設計的東西已成為我纖維織布記憶及生活中的部分。我不擬放棄（幸好我沒有）。如果東西很可愛，做得很好，我想它們能持續到永遠。

其他一些人會發現滿足像我從縫紉、烹飪，或在燒陶方面得到滿足，樂器、繪畫，或是照相等等。有好多事是除守在電視機前之外可以做的。我怕是個對整天看電視有比較嚴格態度的人。對而我言，要很積極非常容易，透視那些霓虹燈下煞似內含著生命。如果我想覺得快樂及完好，我需要的感覺是自己很勤勞。雖然可能我做的事情或跟別人相處，保持忙碌對我是一種自我慾望的一部分。我知道我感覺的幸福皆仰賴於此。

在屋內有些輕微的工作是我平常喜歡做的——除草或是洗車。只要想到所有彎曲及伸展包含在汽車刷洗之中。假使你經常痛恨做家務事，只要把它們想成是運動，因為它通常是的。有另一個辦法讓你保持精力充沛，當你在一件需要做完的工作時，同時認為是在做有益於身體的事。或許你已經把這些事做好了，但你却總是把它們簡單的想成管家苦工。

把這些家務事想成是對你自己身體健康有益的運動，心裡只需要在態度上做小小的改變，就會使世界變得不同了。

沒有一件事像在花園時有著永無止盡的愉悅。儘管彼得和我已經結婚，有了我們第一個家，但我有個花園。我媽有一雙「綠手指」（註：綠手指意指對花藝很在行），當我還是個小小孩時，我都跟她到花園，撥弄自己專屬的鏟子。

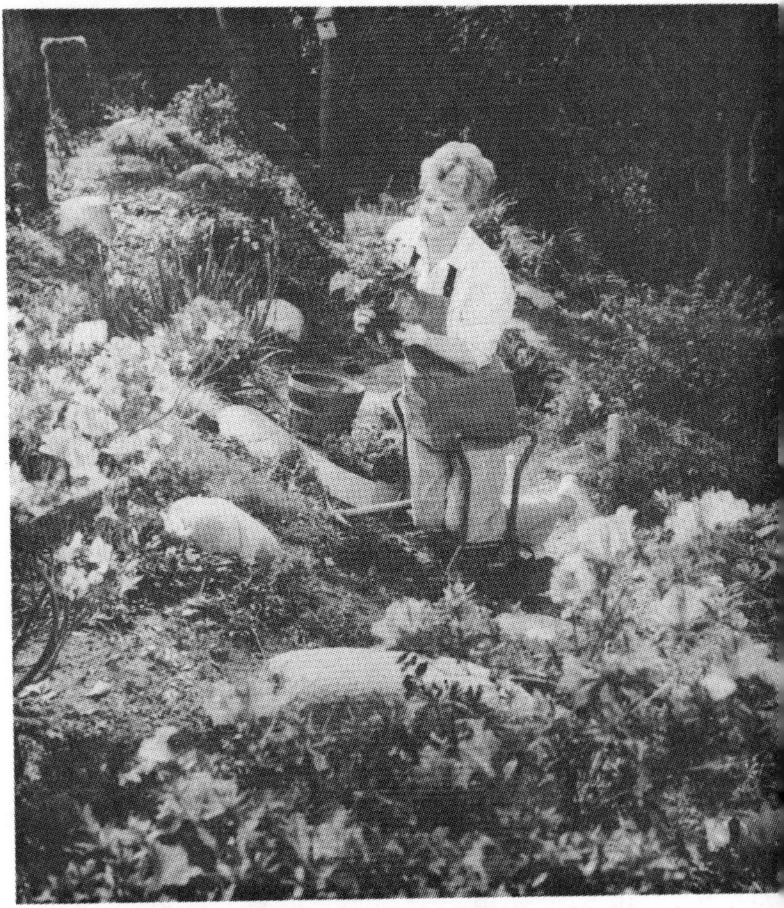

我會想出一些讓我的手及膝蓋在花園蹲下來時更好的感覺。你看到我工作時跪在上面的那個奇妙的凳子嗎？

那一段歲月，沒有所謂為婦女專用的種花手套，我仍記得我母親在她除草或移植花苞時所戴的古老粉紅色鹿皮手套所顯出的美，深耕在肥沃的英國的泥土裡。

不管我的花園有多小，對我而言那是一塊不可思議的靜土及靈感來源地。我發現種花放鬆我的心情使得那些困擾我的所有事情隨波逐流。

在花園裡有很多事必須要注意的，像大的改變還有總是有一些事情要做，我不斷的將水桶從屋子裡提進提出、計劃啦、再思考，重新規劃我的花房。準備泥土給了我得很大的成就感，種植一些東西，看著他們開花（或是枯萎）。

你可由書庫上的書來學習園藝，但學習真正唯一的辦法是從實際的應用及經驗。我猜想我是你們所謂的一般園丁。我不會跟著特定的形式，我僅是把東西放在我喜歡的地方看它們的崢嶸。我嚐試要去設計一個美麗的景觀，我想讓我的花園讓那些看到的人引發平靜的感覺，就像給我的感覺一樣。

我並非很成功，但我所得到的樂趣，特別是那些日漸成長中的蔬菜，是很大的。對我來講能夠走到我的花園摘豆子當晚餐，然後摘一摘番茄、洋蔥、蔥、草葉、沙拉菜做沙拉。我喜歡那種自給自足的感覺。

即使在我們紐約的公寓裡，我有繩子從廚房窗簾的枝條繞到在窗檯上的紙袋，讓番茄攀附生長。我每晚在「史溫尼・透德」中表演，享受著在我家小廚房那些濃郁多汁又美味的番茄。

這些年所有我養育的東西之中，我最喜愛的花園，當然就屬在愛爾蘭的花園。它是一個非常完美、完美，大概有二・五英畝，有一大遍草木植物區及喬木區漫佈著長高的櫸樹。在春天，櫻草及藍鈴花都會綻放，把濱紛的色彩引進這樹林裡的秘密花園之中，愛爾蘭的花園相當紊亂，除了我和彼得合蓋的凹形玫瑰花園，還有大片圍牆所立起來的蔬菜區，那兒我們有種黑莓、覆盆子、梨、無花果樹——任何在陽光底下生長的植物。一開始投入時，我在那是最簡單生活，我記得在春寒來臨之際，這些石南灌木會很不可思議的綻放出紫色、粉玫瑰色、深粉紅色、白色及深紅色的花朵。

現在我所擁有的花園，像有一些東西在我們現代生活中，是一種快感的證明。在加州，你種些東西在土裡，兩天後就蹦出苗來了（在其他國家地方，也許要等到冬天過後才看得到結果），我的花園相當小，我們在房子後面的一塊小地方砌成梯形。甘藍菜似乎不想在這裡生長，但是我所鍾愛的，卻長得很好。

像潘娜洛普是我在「找尋貝殼」所扮演的角色，我渴望擁有足夠的空間來處理花園中的植物、樹下、草地，及那些可人神秘的角落，那些使花園變成一個更美妙的神秘之處的小孔隙。我不知道那將在那裡，但有一預感，我將會很快的擁有的。

因為我的花園是在斜坡上，有時發覺自己在一個奇怪的位置，就用一隻腳在斜下坡做伸展。如果我不多注意點的話，第二天就會變得僵硬得要命。如果我知道我正要去花園，會先特別的做些暖身的伸展運動。

那是我日常運動及喜愛的活動，另一種象徵性的方式。我學到的是試著要做大動作，重點或處理工作時，你必須要特別小心，因那些可能很困難、冒險，像修剪樹枝。我有一些器具很有效用，可使我不用爬上梯子讓自己懸在上空的位置，現在在任何好的園藝店，或任何經由園丁的郵購目錄上都有提供這些工具。當我試著不要太勞累時，就不要做整理花園很明顯危險性高的事，所有抬腳走路，放下腳步、彎曲、伸展及挖掘構成了相當重要因素。

當我母親變得很虛弱以致於不能在花園做活，她開始盆栽一些室內的植物。她衍生出對多汁植物的興趣，並且還每株給它們命名。它們各個看起來很有趣，我深信每一株在她們餘生中已變成了她的朋友。

孫子是使我想保持樂觀的最大原因

雖然我自己常在花園種花，但它不一定讓我獨自活動。我在花園底邊挖了一塊地方是設定給我孫子用的，凱撒琳·彼得及年輕的愛恩我就幫他們帶了手推車、毛巾及一些物品。年紀小的喜歡很單純地挖東西、推推土及石頭從這個地方移到別的地方去。他們愛上上下下跑來跑去，並發覺一些所謂的「我的秘密花園」。

小孩很喜歡幫忙，做撿碗豆及黃豆、摘番茄等工作，但是他們對於植物生長的奧妙最不感興趣。我想我們工作必須加倍辛苦時，像父母親及孫子輩的，我就介紹孩子們給奧妙的自然一些可提供給他們簡單的東西，而沒有半毛錢在他們口袋，他們卻樂此不疲且接受此一賜予，用他們的電器裝置跟我們一起幹活。

我許多週末的活動是跟孫子一起渡過的。如果我不能種花、游泳或走路或跟他們一起騎單車的話。我會很難過。你從不知道跟孫子玩時可能會使你躺在地上。如果夠長的話，我想在從地上爬起的此一身體活動當中，可能不要有藉助任何助力的幫助就可以做的來。

就像沒有一真正正確的方式給當父母親適用的，就像我當祖母也是角色延伸的一種非常獨特方式。對我而言，跟孫子消磨時間很快樂的原因，是我期望介紹他們一些我認為有意義的活動——譬如教小孫女兒作菜。也為她收集一些好的裝飾物及衣服。她是一個能夠穿我鞋的大腳丫女孩，戴大耳環及帽子。她有某些演戲的天分。重點是不管怎樣不要讓她變成一個小演員，僅是鼓勵她從表演方式中激發創造、想像的天份。彼得正在教小彼得一些無時間性的遊戲，像骨牌及象棋。

我想我們彼此堅持參與他們的活動，雖然那些我們沒興趣。比方說我不是一個會去參加小聯盟遊戲的人，但彼得就是這麼一個全然樂在參加小足球隊遊戲，並自願擔任司線員的人。我們分享美麗時光的方式是孫子可瞭解我們一些事情，及我們的價值觀。他們學習到一些有別於電視機及課堂之外的世界。

和孫子一起對我而言是種刺激。使我能深入回答他們的問題，引導我的心進入一些使他們感興趣的事物，不管是恐龍還是電腦。在許多其他文化中，諸如中國及以色列，像在看養中心年長的工作。被認為是一種老人與年輕人世代交換的自然循環，我衷心的同意。當祖父母最大的享受是能夠取代他們在收拾書包回家後的一天，父母親的位置。這時刻最令我擔憂的是不外乎我需要休息。

讓心情開朗，你永不得無聊

有時我疲累的感覺並不值得信任。如果我覺得累，我可能真的很無聊。當我一週末被活動排滿時，理所當然會使身心疲累，發覺不活動會以另一種不同方式消耗精力。如果我陷入不活動的狀況時，這情況會消磨我的心神，通常都會去睡一覺，全然從欠缺激勵中脫離。

工作上發生在我身上的是，要花一些時間在等我從車庫被叫到下一個片場。我已了解解決空檔之道是找事情做。我就會把一堆目錄看完並且由電話訂購物品。我發覺這是一個很棒的購物方式，不會有所拖延，為了物品、為自己、家及花園，為了禮物或為了要上節目所穿的衣服。我也常帶些針織類的東西來做。我怕無聊，所以對我而言，想一個自己覺得興奮的情況，不管自己是在處理什麽事時都很重要。

或許我不常覺得自己無聊的一個原因，是對世界保持一種美好的感覺，使心靈隨時都在接受新的體驗。我是一個第一張訂單的原始愛好者！從發現一個新的地方，看到一個我從未見過的景觀中得到一些樂趣。一群九隻高雅的灰鴿子，每天傍晚時刻聚集在我家花園洗澡，我就會凝視不動。藉由自然的力量並不難被感動。某些清晨五點醒來，去看一看風景區，看日落日昇，我們最近常這麼做。近幾年都沒有在洛杉磯看過日出。就可想像當我看到這一份美景時有多麼愕然了。

如果你能看到的話，就會發現能激起我興趣的事物比比皆是。我總是在寬闊的路上渴望卸下裝備。房子吸引我，就像突然出現生命中的新朋友一樣。我喜歡森林、羊毛、松木家具，及所有能保持房子的可愛細節，我愛看到孫子們改變——當我能把他們留在身邊的時候。我知道當降低工作量時，我的休閒時間增加，一些興趣讓我過得非常舒適。

不必退休在搖椅上重寫心得

在我的事業生涯中我已觀察出一些人早已退休，所以我不打算退休，我會努力把重心放在一件事情上，當我不想經常工作時就間歇性的工作。

我看到朋友們並未很成功地退休，當他們對於突然之間不從事活動的震驚之中，原本的期望卻令他們失望。每天不要有固定、預設的行程，不要有一定要去的地方，是很辛苦的，無聊、沮喪及疾病就會趁虛而入。

根據統計顯示出多數人在退休幾個月之後生病的原因乃驚慌失措。我有一點害怕退休，因為我對此有期許感，擔心自己下一步要做什麼，對我而言很重要。

不管怎麼說，我知道我不會捨不得退休，因為退休不見得就是不活動的同義詞。我深深了解如果我停止工作，我終會藉由學習如何打發時間讓自己一直很忙碌，有些事情在我奉獻演藝生涯中要放手。我知道那並不遲。

明顯的事是——不是退休到讓自己無所事事。我認識的人之中很喜歡Ｚ年後不做事（是否是因為有所選擇還是另有其因），並開始做些有意義及快樂的事——充滿希望地，做更多比他們工作時所得到回饋的事。

自願是變成參與之後最棒的事了，因為真正發現在你的社區團體裡需要你，機會很多。像安排一天在樹蔭下烹飪，在醫院當義工，如果你喜歡小孩，也是熟手的話，你可批一些手工回家做，做玩具及衣服給小孩。

許多人在期望在他們卸下工作之後去旅遊。我則喜愛去一些大花園旅遊幌幌。另外去一個我從沒去過的地方，停留一些時日也很吸引我。像坦吉亞或馬拉坎，世界上有些地方因現代化而很明顯將其傳統所取代（當然，旅遊最好的原因是停留在一些景觀之中。如果你不能爬階梯或走得很舒適的話，喜歡旅遊對你來講很辛苦也很困難）。

在夏季，我看到全美老一點的人，很喜歡團體旅遊，他們克服了違反長壽的兩個大敵人：不活動及寂寞。特別是當你每天不用去上班時，最重要的是不要離群索居，跟朋友保持連繫後，並蘊釀一些跟你還保持雙方面互相扶持的友誼關係的朋友網路。

如果本身有些興趣的話，就看不出來你會寂寞了。你很快就加入牌局，或跟人聚在一起討論讀書心得，或計劃要穿什麼衣服去戲院或藝術館時，這樣子無非是在消耗你所儲存的精神而變得不健康。大部分鄉下有些很棒的成人教育，特別提供給上了年紀的人。在奉獻自己大半輩子之後。花費精神在工作、養家，能夠專注在時間的對待方式是開拓你心靈、學習更多常吸引你的朝代，或練習朗誦些蟄伏在你潛能已久的詩詞，甚至於可彈彈鋼琴。

最近朋友告訴我一個很棒的組織——長青學舍，那兒提供全世界退休的人整星期在大學校園中的課程，她給我看目錄，其中提供了不少多變化的研討班。她每一件事都修了不少課從東方的宗教、戶外炊食到南北戰爭及二十世紀的古典音樂。她交到了一些來自己世界各地的朋友，那些人現在她還繼續跟他們魚雁往返呢！

這倒使我想起不久前，當我被叫去參加貝蒂戴維絲追悼會時，尋找新朋友的需求。起初，我被選上台發言時很驚訝，因為我並不清楚究竟有多少人跟她共事過。我們僅在她死前的前十年見過一次面，當時我們在「尼爾村之戀」中皆有角色。但一些跟她親近的人皆已去世，當你是——逐漸要消失的年代的人時，空間就會變得越來越渺小，可能會很沮喪，特別是當你覺得時下周遭的年輕人不會分享你的經驗，不了解你表達的言語時。就是為什麼要你去開拓年輕的朋友群當中，誰的觀點你欣賞及誰會在乎你的重要所在了。當你這樣做時，不管時下流行什麼，都可以一直的跟上時代。

我親愛的朋友米得瑞諾芙現今已九十二歲了，告訴我她盛年時期，把認識年輕的女人視為一種興趣、嗜好。大部分跟她同一期的人早已歸天，但她的朋友中依然有四十歲、五十歲及六十歲的人。這些女人今天依然在她身邊，她們都還很感激她依然在施與捨方面做很大的努力。我知道那是我所感覺到的。

我的朋友中已寡居的，如果不退隱山林的話都做了很好的調整。他們一直參與並活動，保持與那些在世的朋友及他們的先生開放溝通的網路。

參加很平常的活動，使它變得特別，從中獲益

我儘可能保持忙碌，我深知那樣刺激的活動，並不會使我覺得像個忙得團團轉的苦行僧

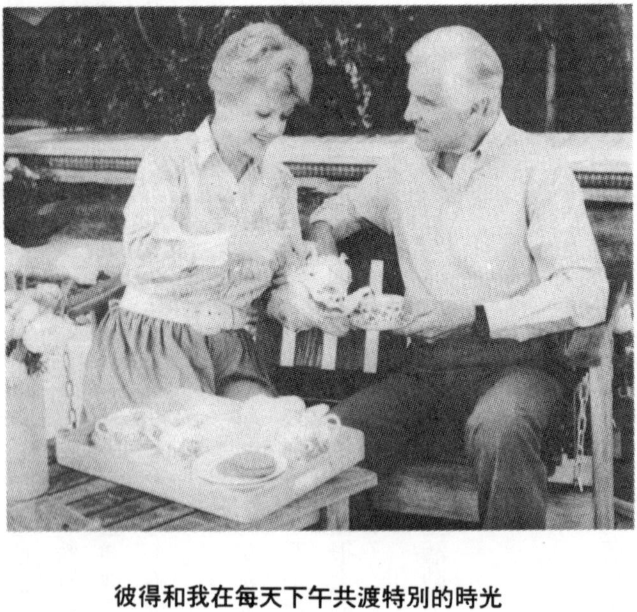

彼得和我在每天下午共渡特別的時光

。事實上，我是一個很有禮儀的人，從簡單的生活中得到很大的滿足，平靜的宗教儀式以他們親密及優雅的本質豐富我每一天的生命。我可能會在花園待上好幾個小時，但是差不多四個半到五個鐘頭的時候，我就進入房子，盤子擺上泡好新鮮的茶，配上點心及小餅乾，再把它們帶到任何我們決定要坐下來的地方。

彼得是一個自做主張，很明顯的把茶杯拿在手的傢伙。但一旦我們在一起喝茶，他總是很快樂。它讓我維持體力，使我再吃晚餐時就不會這麼餓了。

我養成對茶杯的特別收集已有好幾年了。有些是禮物，有些是幸運地在我旅遊或在別地區工作時發現的，有些古老的陶瓷所拼成的遺物。有時我會用有俏麗蠟畫的梅森茶杯，那是我姐姐最喜歡的。第二天我就會很滿足，像碗公大的花生茶杯是我從愛爾蘭帶回來。每一個茶杯能夠喚起在我心中當時的氣氛、時間及地點的力量。

我認為大大小小的紀念品幫助我們。它使我們記得有些事是永不改變的，因在我們感覺需要的時候總會讓我重新編織特別的時刻。我們否定時甚至無法體會到它的重要性。冰箱中抓出一把食物，塞到你嘴巴或把紙袋中的食物很快吃完，其中任何一種並不能增進生命的本質。如果你將要吃低卡洛里的餐點時，讓它變成看起來最美味的東西。小心準備，在很歡愉

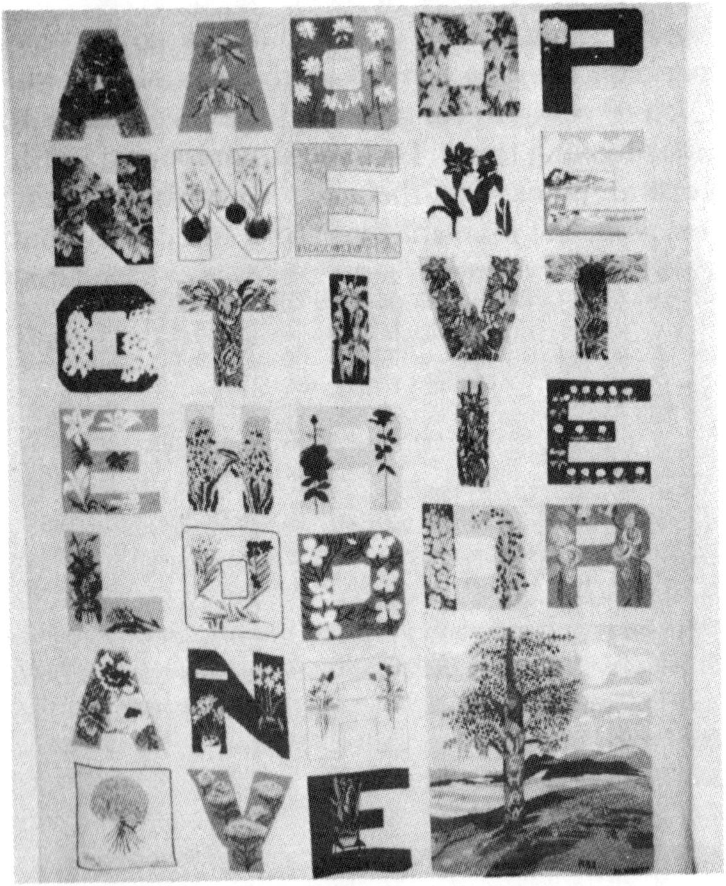

我親愛的朋友米德芮諾芙製作了這色彩鮮明的家庭被單給我，現在掛在我家的中庭。

的地方中坐下來，把盤子擺上。讓自己儘可能地藉著現代及流行的活動方式享受這一刻，使它變成一個愉悅的儀式。

我安排一個準備好的儀式，洗個舒服的澡，用上等美好的毛巾及芳香的潤膚油，甚至點上蠟燭及放點輕音樂，在我洗完舒服的澡之後，我感覺到美麗及女性的溫柔重新綻放。

為了保持精力我學習打盹。我總是在午餐的時間，僅僅只有十或十五鐘打個小盹。那樣會很快恢復體力。並使我感覺整個下午都會變得不同。如果我在傍晚出去的話。我就會在著裝前小睡一下。就我所知，一些人都會打盹，但我覺得當你坐在椅子上打瞌睡和做個有意識的決定來看待你打的盹時，真的有些不同。躺下來，脫掉鞋子，甚至一些你穿的衣服，如果它們把身子綁得太緊的話，蓋上一條溫暖又舒適的毛毯，手放在一個大又鬆軟的枕頭上，儘可能想些辦法能夠讓你最舒適的休息時刻。

照料我的及看我吃的東西對我而言不具意義的話，這樣就會忽視另外一個重要的部分——我的美感，有時感覺就像我設計，最喜歡的紀念品的方式是以一種先進的插花展示。但我也了解對生命的信任是在自己周遭及用盡，我可以奉獻出的美麗來對待我愛的人。那是最真實的。

家庭是單一且在生活中舒適的最重要組織

我不常自己一個人。但有時彼得在周末的時候得陪我們的兒子大衛去看賽車或足球賽。我查覺我會下意識整天都在想怎麼對這些紀念品重新安排。我會準備一個大餐，所以放進很多額外精神在營造一個氣氛，使他們回到家的時候感覺很棒！用更多的心思在你做事情的方式，對人際關係是很重要的，使你關心的人感覺到被需要。

我的孩子以前對我很苦惱，是因為我擺設這些正式的晚餐時需要他們在那兒，或者要他們套上乾淨的襯衫，在桌子旁坐下。但我對我所做的感到煩擾是因為我想讓家變成一個特別的地方，而不僅是有些像睡覺的地方而已。我想他們到最後會感激我刻意的正式。

現在，跟我的孫子們在一起，我想他們持續是很重要的，因為我知道我們家的狀況，會使他們在記憶中留下深刻的印象。我所希望的是每一代都能得到肯定感，感覺自己是誰，從共享特別的時光中體認到我屬於何處。

讓家人聚在家裡已經是一種超越許多人們所體驗到「空巢」的感覺方式。大約十年前，我們賣掉愛爾蘭的房子，彼得和我就在紐約賃居。剛開始，只創造了我們兩人共有的家，只留下多餘一間房間給任何來訪停留的孩子。在經歷過一段很擔心他們沒來的情況下，我才體驗到我的孩子是要來融入我的家庭生活的。

當他們離開巢穴的時候，你所仰賴的一天，過著一天的關心——他們洗好衣服了嗎？他們晚餐要吃什麼呢？但你從未也不曾喪失對他們生活一絲絲興趣及參與。他們的快樂，他們的調適，他們的成功失敗，都跟你的生活息息相關。如果你能感覺到他們一直依然在你身邊，只是以另一種不同的方式而已，這種喪失感就會消失。我深信強大的家庭繫於能更滋養、更具鼓勵性，使得他們甚至在他們自己面臨挫折回家之後留在家裡。

我是一個對假日很重視的人。我第一次慶祝感恩節是在紐約，那時我才剛從英國來，那時就想「這是一個很大的慶祝節日。我本該跟家人，我的朋友及任何一個不在他們自己家鄉的人在一起」。我一直用很熱切的態度投入感恩節的準備上。在某一次輪流時，我已因我的什雜肉汁而相當出名。

我總會做一個聖誕大餐及為了這個節慶裝飾家裡。我引進英國傳統慶祝的「日贈天」是聖誕節後的一周。在英國，「日贈天」是給所有一整年當中運送東西，提供服務的商界朋友在新的一年來臨時所設的，他們被贈予所謂的聖誕盒，那是一種慰勞形式。我喜歡在「日贈天」時敞開家門與家人、朋友在一塊分享我做的所有食物，並提供適量的英國茶，有些人不同，興起時就坐在鋼琴旁，彈一些聖歌。

我想有些小儀式我們喜歡沈浸其中，是因真的能把人拉回到孩提時代。其中最明顯讓我想起我媽，她和我愛爾蘭婆婆做事的方式。我記得我英國奶奶所做的蛋糕是用佃糖粉及紫羅蘭的裝飾所做成。我花了一些時日想找看看有無那種糖粉紫羅蘭，因對我而言，重新做那些神奇的蛋糕對我是意義非凡的。當我用那些可愛的茶杯附上一小盤的點心來對自己時，我覺得安全及舒適。那就像我回復到當小孩時的安全及舒適。我一直以安逸及被照料的感覺來圍繞自己，甚至自己照顧自己時。

人們都說他們對這類儀式沒有時間，不會覺得為何很需要，我猜測。對他們而言或許很可悲。他們的小孩就會沒辦法容忍這小細節。對大部分人而言，最幸運的孩提時有一特別的時光而邁入成熟階段，那並不意味著你必須讓回憶離你而去，對不！

註：「日贈天」——聖誕節後第一周日，送聖誕禮物給雇員、郵差……等。

第六章　在人前光彩耀目

——在任何年齡都能表現出高貴及美麗

高仰濶步的走進百老滙劇院

一九六五年的一個悶熱的春天早上，我起得很早，看向旅館窗外延展一如炫幻綠洲的中央公園。當我在這繁花盛開的美麗公園飲茶時，我想到這是多麽重要的一天。我將和新片「媽咪姨媽」的導演和製片群見面，那是改編自頗受歡迎的派屈克•丹尼斯的書的一部音樂劇。我已讀過劇本的原稿，並且深受其吸引。我知道這個是我在舞台上真正想演卻從未有過機會的角色——不論角色是在電影、電視劇或劇院。

我知道必須在那些有勇氣僱用我的人們面前表現出，我可以演媽咪，而且我適合這個角色——一個狂率，驚世駭俗的女人，有著不按牌理出牌的態度，不拘小節的心性，絕不屈服的精神和一大籮筐的想像力。我已經思索媽咪這個角色好幾天了。我喜歡她的有自發性，富幽默感和看似世故卻又天真的奇怪複雜性。她顯然是有女性魅力的，卻又有著大紐約的風格，這點是無庸置疑的。

媽咪是個極富魅力的女人。我知道如果我想飾演媽咪這一角色，在試鏡時，我將必須盡所能的展現所有的優美與光輝。

蘿拉貝克、蕾娜霍恩、桃樂絲黛和茱廸葛蘭——一些和我一樣想演到這個角色的人——韜光養晦的沒和製片們見面。而我決定，無論如何，我都要將這次試鏡演好。

即使是一個饒富經驗的人，在事業上也常會犯的一個錯誤就是，把女演員定位在她上一部所演的角色型態。四年前，我在「滿州志願者」中飾演羅倫斯哈維的母親一角，被提名為奧斯卡最佳女配角。那個角色是——單純的具體化的邪惡呈現，所以我從未感受到若有任何人認為我像伊薩琳女士的威脅性有多高。

但是，他們卻有可能把我想像得和她一樣老！事實上，以我三七歲的年齡，在那部戲裡，居然被分配到演一個三四歲演員的母親。當然了，「滿州志願者」的演出，根本不可能讓人聯想到我能成為紐約最惹人愛且鹵莽的姨媽！

「媽咪」的作者，傑瑞霍曼，兩年前曾在百老滙看過我演的一齣「誰能吹口哨」，那是一齣乏人問津的戲。但我知道他相信我，即使那時候，在百老滙我並沒有很大的名氣。而那份被信任感，到今天，也是支持我超越許多人的因素之一。

為了這次試鏡，我必須展現一戲劇性魅惑的效果，這是需要設計的。我知道我能達成那效果，因為那正是演技之所在。我預先想像自己演出如此一個角色的模樣——一位能歌善舞領導潮流的名媛。

所以，身為熱衷演這個角色且想令人高度滿意的女演員我，高仰闊步的走進百老滙劇院，穿著了一件白色亞麻布上裝，外加一短的，加強胸飾的夾克及一條長度正好只足以展現我雙腿的短裙。我的體內似有電流般，不斷地在每一細胞中竄跳、充電著。由於服飾，我的活力和決心，我推想，甚至再加上自信和絕色的氣氛，這些都是成為那天試鏡時，讓自己呈現非凡效果的因素。依常理而言，這絕對已是好的不能再好的一次試鏡，所以，我很安心的回到下場的旅館，等候進一步通知。

但是，製片們在決定人選時，速度緩慢的令人痛苦。我在紐約待了十天左右，感覺愈來愈沮喪，卻仍然沒有任何回音。最後，我讓他們知道，我要回加州了，並且我要知道結果，不論被選上或沒被選上。

當我正打包好行李準備前往機場時，吉米•凱，四個製片者之一，來到了我住的旅館。「我誠摯地邀請你演媽咪這個角色。」他說。他的喜悅明顯地掛在嘴角，我則是驚喜的不能自己。我猶記得在飛往回家的路途上，自己像是一個極度興奮後，筋疲力盡、顫抖的老占星家，這種感覺是完全可以預知出來的。「媽咪阿姨」先後在百老匯和洛杉磯，巡迴演出，結

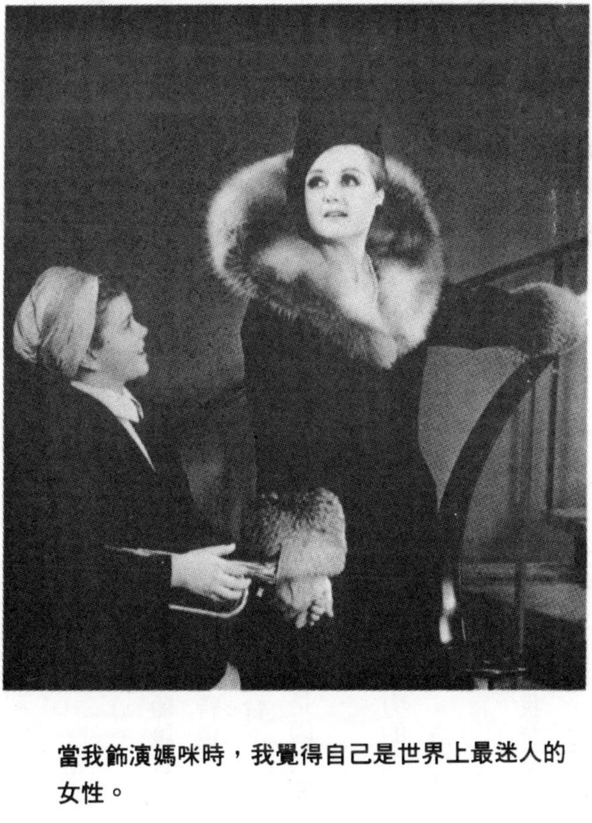

當我飾演媽咪時，我覺得自己是世界上最迷人的女性。

果是比我預期的更好。

不一定要成為女演員才能擁有迷人的美

我知道我永遠都能成為我心目中想成為的好形象。在紐約飾演媽咪時，我的經驗證實了我能有效地左右人們對我是如何的認知。從回響中，我知道我成功地經營了媽咪的特色。而且，在演媽咪一段時間後，最奇妙的事發生了。以一個剛過四十歲年齡，不論台上台下，我開始被認為是——極富魅力的女性，這在我生命來講，算是頭一遭，很明顯的，那是因為我比以前有著更多的自信、溫柔和性感，這是非常簡單且永遠有效的。

當你認為自己是有吸引力的，你的行為也將表現如是，然後你就能成為有吸引力的人。我認為那些不是演員的婦女，也可以學著那些有魅力、健康、有活力、智慧的特質。這些特質對身為一個女性來說，都是令人滿意的，並且不管你多老，也不會改變。

我知道有些女性認為老了就可以不必再去顧及一些所謂女性的特質和吸引力。我並不同意此一說法。我從不認為讓自己盡可能地看起來好看，是一件麻煩的義務。相對的，這正反射出我的自重和想為我的丈夫和家庭做些什麼的心情。「謀殺，她寫的」這齣戲的第一季公演之後，新聞界列舉傑西卡大量的觀點和作為，並評論她為成熟女性的典範。事實上，我認為我們都可以扮演我們年輕朋友和親戚的典範的角色。舉例來說，身為一個女性，該如何使自己更加高貴而美麗。

許多年長的女性，仍擁有非常驚人的吸引力，甚至對男性而言，身體上的吸引力也不少。這些全然無關於是否擁有像十來歲少女般豐滿胸部或窄小的臂部。只是一個女人在外觀上超越了年齡的限制，並且累積了歲月的智慧。她自覺於獲得的成就，她的自信心、自我接受度，這些都成為她令人注目的因素。她並不怨恨那些出現在她臉上的皺痕。每一個笑紋中，都隱藏了一個故事，每一條皺紋裡，也都擁有了一段秘密。

每個女人的外觀，無可避免的，都會產生一些變化，而美國人長久以來被控訴認為年輕才是美，我認為這種不切實際的標準，將會使我們在發生變化時，覺得痛苦及迷惑。我們應當感激每種年齡層的女人都有它獨特的特質。

如果年輕即代表著臻於高峰的燃燒，不受拘束，狂熱以及成熟將是年輕女性的氣味，而冷靜、博學則是另一番吸引人的滋味。若有女性要否定她歲月變化的歷鍊，那她即是不相信她自始至終都能閃亮耀人的女性特質。我們都可以看到一些女性在三五歲時，固執於她的造型，頭髮和化粧來取悅他人，但在六五歲時，這些做法就不適當了，身體上所產生的變化，是我們所不能忽視的。

當你站得愈高，別人將愈注意到你

在劇院裡，一個女演員必須把她的美麗（或醜陋），展現給那些即使是坐得很遠僅能看見她的臉的觀衆，所以我們通常知道整個身體都能幫助我們傳達感覺和態度。我想到在柴霍夫「凡尼亞舅舅」的那個忠實但卻醜陋的女兒。

雖然她演的是一個不怎麼美麗的女孩，這當然不是說她也只能演這種角色。在這種角色裡，一個女演員不但要「演醜」，她的身體語言傳達了不僅是她身體上的不引人注目，且表達了她精神上的難喻之言。

即使在我們的日常生活裡，我們也常用身體語言來說明我們的感受。我很清楚我的身體語言，當我說「要不要到我客廳來坐坐？」我感覺我自己整個人都在歡迎，而我的身體也配合著印證如是。我讓開我的雙手，展現出一副邀請的模樣。這肢體的技巧，證實了感覺是可以被意識或忽略的。

沒有，甚至不瞭解這技巧的人們，通常不大喜歡自己在意氣消沈時所展現出的笨拙動作。假如你開始發覺自己的身體如何傳達自己的感覺，那麼這種情況將可以獲得改善。

讓我們面對一個事實，所有我們一天當中所嘗試的，不正只是保持我們的頭部在水面之上嗎?假如我們能使頸子自肩膀不斷地向上，那麼就可以遠離那些環繞我們的垃圾——那些無可避免繁瑣惱人的事情。如果我們身體，能傳達和接受一些溫暖及力量，也許，我們將擁有能力，不再為平日那些瑣事、煩惱至焦頭爛額。正像是你在一個超級市場的隊伍中，那裡人潮洶湧，如果你以沈著的態度，大步向前走去，很快地，你將會發覺，自己已穿越人群出來了。

我認為儀態和風度對一個女人是否能建立屬於她吸引人的因素是很重要的。一些女性通常會放棄這點。她們通常都只看到自己的矮胖及笨拙，並且習慣扮演如此的角色。她們偶而也會讚歎那些擁有高貴氣質或風格的女性，卻從未想過她們自己也能有如此的表現。

其實，她們可以做到的，只要她們瞭解到這個簡單的事實，女人之所以有吸引力，基本的因素來自於她們的儀態。

良好的儀態是來自後天訓練的，你絕不可以將它輕易的拱手讓人，尤其當你逐漸老去時。我有五呎八吋高，總是班上排名最高的三人之一。那些高的朋友和我都認為，我們的高度正好適合從事運動，直到我們開始注意到男生的存在後。

在學校體育館，我們常被別人在背後講閒話。在我十六歲的時期，我常常感到困擾，大半原因，是我那太過引人注目的高度。而且，我的周圍，似乎沒有太多如此高的男生。所以，我總是習慣性的彎腰駝背著，直到我遇見我的先生為止。他有六呎二吋高，於是，我知道從今以後，我再也不用彎腰駝背，再不需要了。

我非常注意自己的儀態，因為，這也是我的工作之一，雖然我總能在各種環境之下，適切的扮演好我的角色，但是，直挺、高貴和優雅仍是我最基本的堅持。我如何的堅持，我就能如何地表現。所以，在我行動時，總是滿懷著企圖、活力及不可侵犯的氣勢，而這些也就成了我內在的特質。

當我舞台上，即使攝影和的鏡頭沒對準了我，我也會提醒自己，說不定有人正盯著我瞧。所以，我當然不會允許自己彎腰駝背的站著。想著別人正在為你拍照吧！你自然而然就會抬頭、挺胸、站直，並且把小腹縮進去。就照這種方法來過一天試試看。

當我站得直挺，我的外表會給人一種很有朝氣、活力的感覺。但，事實上，有時候這也是一種幻覺。當我在演「媽咪阿姨」時，我的腱肌拉傷了，但我仍得一邊敷藥，一邊表演。每位真正的舞者都會遇到這種傷害，但他們也會有始有終的將工作完成。我離場休息了兩次，想想，又回到舞台上，嘗試著已修改後較緩和的舞步。我輕輕的移動著我的關節，而這讓我感到痛徹心肺，天才知道還有什麼其它的會發生。那天，我的關節都腫脹著，而且，非常的僵硬。

早晨起床時，我必須先移動我的腳後才能起身。這已是比前些日子好多了。前些日子我的腳連動都不能動呢。我不斷地按摩它，並使它在有可能的範圍內，儘量活動。雖然如此，它仍是使我受了極大的限制，我再不能隨意漫步了。

我也不能有像打網球時那種狀況，突然把全身的重量放在那個關節上。急速的運動和旋轉，對我而言，也是困難萬分。

但是，我並不想被我的疼痛所打敗。我很清楚我能做什麼，不能做什麼，不需要為它做太大的犧牲。我相信我能不為身體上的限制而行動。如果我如此做，將可以很明顯的從我的動作和模樣來證實。

衣服可以改造女性，揮別老態

我的一舉一動都是基於表演需要，但當戲結束後，也有許多不為人所知的事。我們所選的衣服樣子，會告訴世人，我們對自己是如何地關心的。以一個演員而言，我從不是非常地虛榮。我經常很少在乎我外表或穿著，而有著隱藏自己的特性。就像以前我常穿著的很糟糕在外面走一樣。一九八〇年當我在「破裂的鏡子」一劇中飾演瑪拉小姐時，我讓自己看起來像個八五歲的老女人樣。我其實不必這麼做的，這實是在是一個大錯誤，從中我獲得的經驗就是，你的外表看起來是怎樣，別人就認定你怎樣的人。

前些年，我也曾演過潔西卡這角色，在「謀殺，她寫的」那齣戲中。我收到驚人數量的信件，討論我在劇中的服飾。一開始，潔西卡被認為是——冥頑，幾近邋遢的女人。但是，當我們愈熟悉潔西卡的特質，我們也就愈瞭解到，其實，她是一個有著大膽風格和衆多旅遊經驗的女性。她是時髦的，也有著非常先進的見解。這點，在她的服裝上必需展現出來。

所以，我們使她看起來很現代、很俐落，而觀衆也都蠻喜歡這樣。潔西卡讓觀衆感到很有親近感的原因之一。就是她總是很注意自己，並且永遠保持著最佳狀態。她從不順著年齡而作僵化的打扮。她也不是在作怪，但是，她就是有那股青春可人的感覺。

對大多數的婦女而言，她的舉止，刺激和鼓勵了她們，也許，在她們的思想中，也有這樣的特質，只是被擱在一旁罷了。潔西卡的行徑，讓人們對於那什麼年齡該穿什麼衣服或作什麼活動的限制，不得不再去想過。

當你扮演什麼樣的人，觀衆看見的你，就是那個樣的人，如果一個女人想保有她女性的吸引力，那就要看看她是怎麼做了。我常為我看見的一些婦女感到驚訝，她們穿的可能是件很好看但卻不相襯的衣服，這反而更加強了她們失去吸引力的特徵。這是很值得引以為鑑的，不要再犯如此可怕的錯誤。一面夠長的鏡子和一次誠實的面對，將是一個最好的老師。

很幸運的，這些天來，我們接到很驚人數量的幫助。流行的樣式實在有太多種了。從我郵箱中的目錄裡，我們找到許多可用的衣服款式，而中間沒有一件是走在流行的尖端。我想衣服應該是以實穿為主。

用你的眼睛儘可能的觀察，什麼樣的作品適合你。每個禮拜，服裝設計師都會帶給我一些從「潔西卡之櫥」和商店精選出來的衣服，然後，我們再從中挑選出一些將在劇中穿的衣服來。在這過程裡，不斷地嘗試各種變化風格的衣服，也讓我學會了什麼樣的衣服我能穿與不能穿。即使你只要想買一套衣服，你也必須在試衣間試過了再決定。

反覆的嘗試和錯誤後，我被指出那種寬大的衣服絕不適合我，它們會使我看起來像一袋馬鈴薯一樣。短一點，帶一些褶痕，有腰身的夾克，比那些長的、直的來得好。一件圓裙會讓我看起來很龐大，而一條長度適當，過臀的短圓裙比較適合我。

我覺得傳統的服飾最適合我，而且他們似乎是可以維持很久的（到現在還是有很多人買，因為傳統是不會退流行的）。對我來說越簡單，越合身的衣服越好。美國設計師是製作運動休閒裝的佼佼者——夾克、毛衣、工作服、褲子和裙子——他們花了很多心血在上面，而這些設計則是什麼價位都有。我是一個衣服不需要太多的信仰者，長久以來我的行為，就是最好的證明。衣服要選質料好的，柔軟的綿布，好的羊毛，和舒適的亞麻，那種穿在身上的感覺，不是人造纖維所能模倣得來的。

不久之前，我去參加了一個雞尾酒會，那裡最可愛（但非最年輕）的女人中的一位，穿著一條剪裁漂亮，樣式古老的褲子，那是用黑色羊毛做的，並且搭配了一件白色絲質上裝，和一條美麗的皮帶及配帶一些傳統、保守的寶石飾品。她有著優美的風采，精緻的髮型和良好的儀態，對我而言，她絕對是高貴的。她的服裝也許是五年前樣式，但我想，即使再過五年也不會褪流行。

顏色的選擇也是非常重要的，它們可以讓一個女人增色不少，也可以使她暗淡無光。我曾見過一個擁有溫和型態和柔弱特色的婦女，卻穿著了一件非常刺眼的顏色和圖案怪異的衣服。所有你會注意到的，只是那個圖案和顏色，而不是那個女人。

我比較喜歡暗一點的顏色，深藍、棗紅和紅褐色，但我也發覺我比年輕時候更能接受一些稍亮一點白色系。我現在可以穿紅色衣服了，那是我以前從不敢試的，我想，這大概是因為我的頭髮一年一年的轉為白金色，而且，現在更有一些灰白色摻雜其中（我都是自己染髮剪髮的）。如今，當我身著紅裝，人們都會稱讚我。當你白頭髮和皮膚的顏色改變時，你需要重新考慮一下那些過去你認為不適合你的顏色。

化粧也能改變我們的年齡

在五〇年代的時候，我們都很習慣從一大早步出大門起，就化很濃的粧。直到六〇年代自然美的興起，讓人們在觀念上起了很大的變革，並且對女性的幫助也非常地大。像現在，我儘可能少在自己的臉上塗抹任何化粧品，即使在電視上也一樣。

當我在攝影和前工作時，我也只擦點口紅，就一切解決了。口紅是玫瑰紅色的，不論我穿什麼衣服，都能搭配得上。

我在加州的第一份工作，是在一家百貨公司裡頭，在那裡，我和媽媽獨得了一份耶誕飾品的工作。我是耶誕禮盒的包裝員。接著，我被調升到化粧部門。

那時，我還只是一個十幾歲的少女，由於我白皙似英國人的膚色，常得到很多的讚美。有趣的是，我所用的乳液卻是在街角藥房買的。當我在向顧客推銷一些如海倫娜、魯賓斯埕等各牌化粧品時，心中卻很想背叛的告訴她們事實的真相。

到今天為止，我非常明瞭，塗抹越少廢物。對妳的臉越好。我想，這麼多年來我能維持我美麗膚色的關鍵就在常保肌膚的清潔，這是一個非常基本的原則，也是非常有效的。我只做最基礎的肌膚保養。我每天用化粧棉和嬰兒油來卸粧，用熱水來卸除我的睫毛膏。我不使用油性的睫毛膏。因為那實在太難卸除了，而且，我發現那會傷害我的睫毛。到了夜晚，我使用不很貴的晚霜，而白天，則使用保濕乳液。

我從不覺得花一大筆錢，買一大堆化粧品，就能獨得一個好的肌膚。我知道我天生的肌膚本來就不錯，我唯一知道要做的，就是不能去破壞它。

到了一年齡層後，整容手術對我而言似乎是適當的選擇

雖然我對肌膚沒有什麼不滿之處，但是身體上其它功能的變化，確實讓我對自己的感覺有所影響。我知道我乾著急也沒用，我想要採取些行動，並決定研究看看整容手術的可能性。我並不是想嚐試看起來或感覺起來，再像一個三十歲的女人，但是我期望自己不論在五十歲、五五歲、甚至六二歲，都能儘可能的保持最佳狀態。

我們都希望自己是天生的美人胚子，可惜我們都不是。就連幫我們化粧，使我們在電視機前面看起好些的助理們，有時也需要向別人求助。

在劇院的女性自太古以來就有動美容手術的習慣。我知道這仍是有些爭議性存在的，對於那些觀衆所讚歎的年華已逝，但卻仍保有青春面容的老演員而言，有沒有可能是靠動整容手來維持的。二〇年代和三〇年代的女演員，流行像社交名媛一樣，動拉皮手術。多年以前，拉皮的技術還是相當不發達的。他們將一個吊東西的帶子綁在一個人的下巴上，然後將一切東西都往上拉。

現在，這技術已有了一相當精鍊的水平，另外，對大部份的人來說，也都負擔得起。雖

審視自己歷年來風格的變化，不是件令人很陶醉的事嗎？這裡是在各個不同時期的我——從四〇年代直到如今。

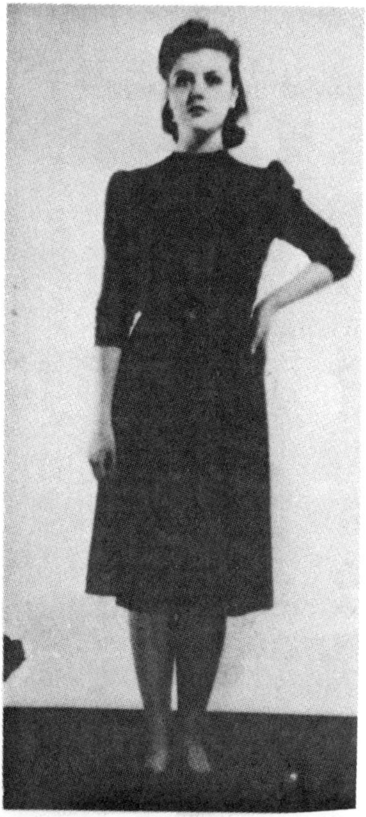

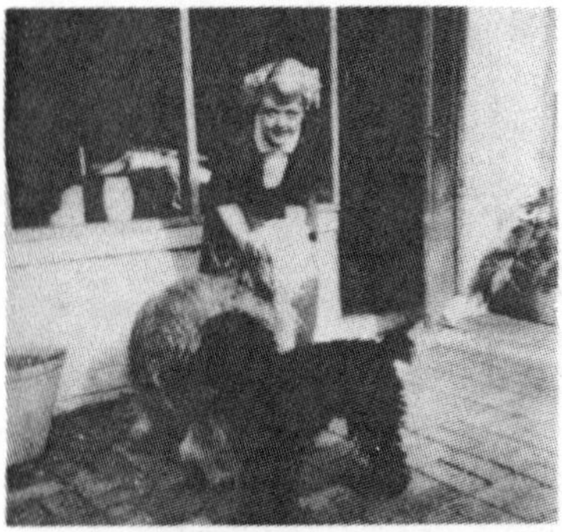

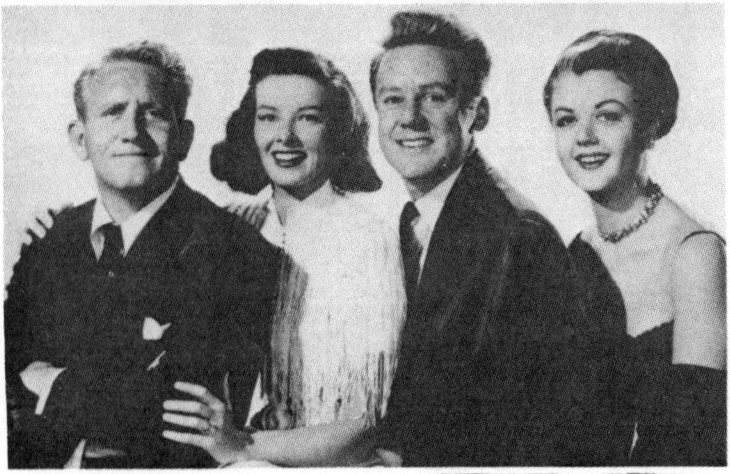

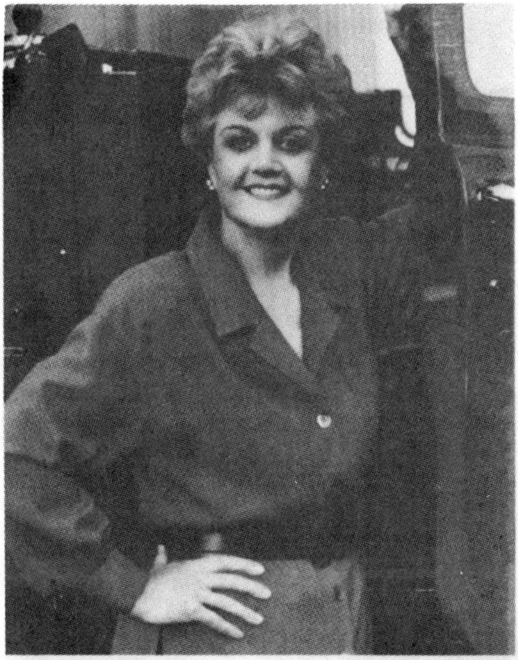

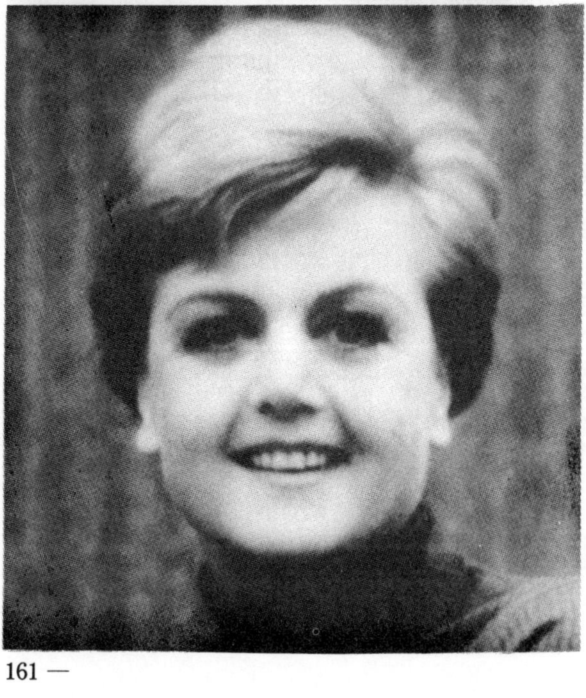

然如此，我們仍不能等閒視之。

我曾經見過一個可怕的失敗例子。我看到一個在電視上的女人並且想著：「這女人怎麼了？她以前不是好好的嗎？她在臉上做了些什麼啊？」當然，也有成功的例子存在，我的一位朋友，做了消除小腹的拉皮手術。那晚出來吃飯時，她看起來狀況好極了。

當我逐漸變老，我注意到我的脖子開始變得鬆弛，並且失去下巴的線條。當你失去下巴的線條後，就會看起來很笨重的樣子，尤其是在攝影機面前。如果你能重拾下巴的線條，那簡直就像上天堂一般快樂。我覺得，如果我能經由正確的選擇而得到幫助，為什麼我不去做呢？於是我在一九七六年和一九八七年各做了一次脖子的整容手術（你可以算出我每隔十年做一次手術）。但我也不是全然的熱衷於這種手術方法，尤其在我眼部的皮膚，那種壓力感實在太大了，而且，我最討厭在這區域裡動手術。

我並不企圖將我的外表全部重新整容。我選擇整容手術的目的，只是想拾回往日我所感受的身體線條。我達到目的了，並且獲得的更多。對女人而言，人們說「天啊！你看起來好極了，氣色很好，似乎減輕了很多。」這是最能振奮精神，最美好的事情了！這種影響比物質上來得更多。它能鼓勵你把握人生。你會對自己，可以做的事，及能爭取的東西，有著較樂觀活力的態度。它也能讓你更快樂，並且讓每個人和你一起分享。

即使已臻於成熟，也不必失去溫柔的婦女特質和性感

多年以前，我想是一九六一年左右，我曾飛往巴黎拍戲過。電影公司幫我訂了一張經北極往斯堪地半島的噴射機機票，中途，我們過境於斯得哥摩爾（瑞典首都）。當飛機正在做加油、安檢等例循供給服務時，所有的旅客都被招待至一處溫泉浴場。享受一場芬蘭蒸氣浴的這個點子，令我們所有的人為之精神一振。

這是一次額外的經驗體會。機上一群毫無關係的女人，突然間，發現她們自己赤裸裸地如剛出生嬰兒般，圍坐在蒸汽浴室裡的大石板上，我注意到一位在飛機上見過女人，她看起來已有七十歲了，雖然她可能並沒有那麼老。你知道那種情況是如何，當你比你所想的人年輕至少五十歲以上。

我很清楚的記得，她擁有非常動人的曲線和一頭可愛的長髮。她的身材比魯賓斯克筆下的女性還美妙。我記得那時我還在想：「這是多麼令人驚歎的事啊！一個人在那把年紀居然還能擁有如此誘人的身材！」那副景象一直停留在我腦處。我決心當我老的時候，也要試著

不喪失看自己性感的一面。

女性溫柔的特質和性慾是彼此相關聯的。一般人都以為女人在過了更年期後，就不再擁有性慾。而過了懷孕期的女性，也常被人定位為不再對男人感到有興趣的。這是完全不正確的，但如果你相信，它當然也有可能成真。

任何結婚有一段時間的人都知道，兩人時間的相互配合是多麼的重要。這當然也牽涉到所謂的性生活。成熟的性生活應是親熱、信任和緊密結合的，它基於兩人多年的發展，相互瞭解和需要之上。如果你夠坦白、實際，你不能否認，即使像年輕人那般激情火辣，兩人性生活的世界，再有它溫暖深奧、驚人的價值存在。

在臥房裡，一定要讓雙方都有強烈的被尊重感，並且決不期待不可能的事情，如此一來，兩人才有可能分享彼此的愛和感覺，並且過一輩子的生活。

我想，對女性而言，保持一定程度的神秘感是很重要的，而且，我認為這是不分任何年齡層，都應該如此的。在這一方面，我是相當傳統的，因為我仍然認為一些女性在性慾方面的需求，應該要委婉些，不要太過明顯。

保持女性的神秘感，讓你的男人看不透你。即使你們已在一塊許多年了，仍然沒必要讓

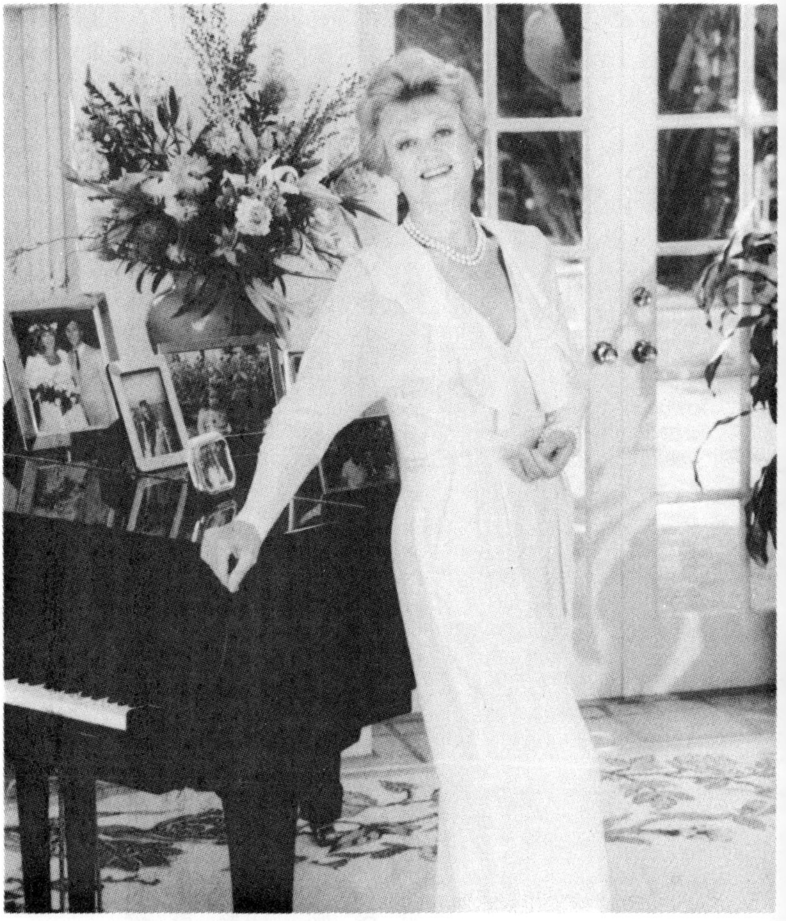

我相信盡一切努力來照顧你自己，將能使不論內在、外在都能處在最佳的狀態。

他知道你大大小小私人的事情。

你有必要一定要在他面前穿褲襪嗎？為何不讓他去猜測一下你的睫毛是如何又捲又長的，這會令你們兩人都覺得是在誘惑對方，對大多數人而言，這將會是一段「秘密大發現」的有趣時間，我知道現在的社會比我們以前生長的環境來得開放，露白多了。但是一點神秘感對女性而言還是比較好的。

人們常會放棄或懶得保有她的神秘感，我覺得，神秘感是可以保有的，因為，她能讓你成為一個可愛又高貴的女人，一個不論外在或內在都極佳的女人。你可以不斷成為衆人注目之焦點，做一個溫柔、性感的人兒。這類的吸引將永遠持續不斷，除非，你自己願意如此。

第七章　展望明日

——結　語

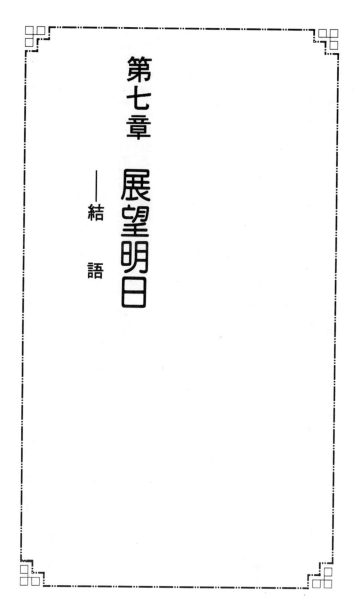

在一九五〇年末期我們搬到馬里布，那兒每一冬天的傍晚佈滿壯麗的夕陽及一些令人期待而有趣的情景。彼得和我傍晚就坐在客廳看景色的變化，如同初開薔薇的神聖色調，杏樹也在被梳過後的天空透出光亮的橘橙色。

條狀的高空，薄薄的雲也由白色轉變成深沈的藍色，漸漸煙狀的海藍色也由白光消逝，海洋也消失變成沈寂的黑夜。我轉向彼得說「在此刻我非常的高興」。如果我的生命從現在起三分鐘消失，我也感覺我活得最充實。

那時我是一年輕少婦，婚姻的美滿，我的孩子及事業使我臉頰紅昀。或許我是因落日微妙的戲劇變化而感動，但我希望我能像那天——永遠感覺如此，在我生活任何時刻。我不會想說我們能誠懇地說在我們所擁有如此環境下沒有把生命好好渡過。沒有一個人會因選擇不同的路走感覺後悔。

有一個觀點我們必須接受的是，在過去都作了最好的選擇，然後我們可以自信滿滿地說未來的路子也一樣是如此。

我想我們都為了過一個健康的生活而努力，因為我們都想覺得我們不會讓自己失望。我們都只有人類一樣的潛能。如果我們日復一日歲歲月月直到終了放縱自己，對我們自己不太公平。所以當我們說在數日子過活時，我將繼續我的生活方式，讓我的身體活動，因缺乏運動而受限，或者我將我的體能一起拉下，這樣我們會覺得很好嗎？儘量跟我們所擁有的感覺一樣的，感覺我們自己不曾失望，是跟我們想要得到最好的未來是一樣很重要的。你知道，現在改變還不遲。

我有朋友說如果他們自己花時間在做運動會使他們有罪惡感。我感覺你照顧自己比較好，可以給你的人際關係帶來更多——你的丈夫、孩子及孫子所有你生命裡的人們。藉由參與在一個有希望的生活，你犒賞自己，且你的熱忱也會令其他周遭的人刮目相看。

我最近老愛想事情，想像自己開闢了一塊自己所想擁有的花園，那兒可使我盡享安寧及隱私。我已發現自己把這些事放在要搬去的鄉下房子，即使它還不存在，但已在我腦海中了，當我發現這塊奇妙的地方時，它將會為彼得和我開啓一個全新的世界。

還有一些是我生命中還沒有機會去做的，我有這麼多期待的事要做，而你也一樣。

安琪拉蘭絲博瑞 是今日最受喜愛的大眾明星之一，曾榮獲奧斯卡三次提名，最近常出現在每週電視影集「作家筆下的殺手」擔任女主角。她廣泛的舞台事業包括榮獲四次東尼影展最佳女主角——分別是馬內、親愛的世界、吉普賽及史溫尼泰德。

咪咪艾芬絲 在西北大學就讀新聞系，在擔任聖路易斯郵報明星特寫時，開始展開她的寫作生涯。她自由創作的資金來源包含「紐約時報」、「自私」、「葛拉馬」及「我們」等雜誌，她是一個當代雜誌的資深作家，並創作「安琪拉蘭博瑞」積極生活的錄影帶中的文字撰稿。

後記

在安琪拉蘭絲博瑞美姿養生的人生中，這位國際知名的影星呈現出自己簡易、有效地改善生活態度及觸角，一種令她自己覺得舒服，也帶給她活力及之所以令人讚賞的優雅原因。為了小心謹慎地為健康、苗條及積極的人生觀所設計的課程，安琪拉呈現出許多女人可以圓滿生活的方式。她特別寫出自己日常生活作息，包括：

- 以十八種伸展四肢的動作來開始新的一天。
- 增強體能機動性的十四個動作。
- 能保持身材又能維持健康的吃法，一天的餐單及一些安琪拉個人較喜好的口味。
- 滿足身體及心靈的活動。
- 在任何年齡都能表現出高貴及美麗。

安琪拉絲博瑞「美姿養生」出書是因其同名的暢銷錄影帶所延續出來的作品，而直接了當的談到當我們年紀增長時的改變及發展最具敏感的話題，從女性性愛到自想及自信，她不偏不倚的智慧及實踐的建議，令人讀起來像是跟一位親密及信任的朋友的對話。

它對各年齡層的女性而言，當她們在歷經人生一些階段時，很有助益的書。因為它富鮮明的格式，並充滿女性對女性朋友般地智慧。

大展出版社有限公司	圖書目錄
地址：台北市北投區11204 致遠一路二段12巷1號 郵撥： 0166955～1	電話：(02) 8236031 8236033 傳真：(02) 8272069

・法律專欄連載・電腦編號 58

台大法學院 法律學系／策劃
法律服務社／編著

①別讓您的權利睡著了[1]	200元
②別讓您的權利睡著了[2]	200元

・秘傳占卜系列・電腦編號 14

①手相術	淺野八郎著	150元
②人相術	淺野八郎著	150元
③西洋占星術	淺野八郎著	150元
④中國神奇占卜	淺野八郎著	150元
⑤夢判斷	淺野八郎著	150元
⑥前世、來世占卜	淺野八郎著	150元
⑦法國式血型學	淺野八郎著	150元
⑧靈感、符咒學	淺野八郎著	150元
⑨紙牌占卜學	淺野八郎著	150元
⑩ＥＳＰ超能力占卜	淺野八郎著	150元
⑪猶太數的秘術	淺野八郎著	150元
⑫新心理測驗	淺野八郎著	160元

・趣味心理講座・電腦編號 15

①性格測驗１	探索男與女	淺野八郎著	140元
②性格測驗２	透視人心奧秘	淺野八郎著	140元
③性格測驗３	發現陌生的自己	淺野八郎著	140元
④性格測驗４	發現你的真面目	淺野八郎著	140元
⑤性格測驗５	讓你們吃驚	淺野八郎著	140元
⑥性格測驗６	洞穿心理盲點	淺野八郎著	140元
⑦性格測驗７	探索對方心理	淺野八郎著	140元
⑧性格測驗８	由吃認識自己	淺野八郎著	140元
⑨性格測驗９	戀愛知多少	淺野八郎著	140元

⑩性格測驗10	由裝扮瞭解人心	淺野八郎著	140元
⑪性格測驗11	敲開內心玄機	淺野八郎著	140元
⑫性格測驗12	透視你的未來	淺野八郎著	140元
⑬血型與你的一生		淺野八郎著	140元
⑭趣味推理遊戲		淺野八郎著	140元

・婦 幼 天 地・電腦編號16

①八萬人減肥成果	黃靜香譯	150元
②三分鐘減肥體操	楊鴻儒譯	150元
③窈窕淑女美髮秘訣	柯素娥譯	130元
④使妳更迷人	成 玉譯	130元
⑤女性的更年期	官舒妍編譯	160元
⑥胎內育兒法	李玉瓊編譯	150元
⑦早產兒袋鼠式護理	唐岱蘭譯	200元
⑧初次懷孕與生產	婦幼天地編譯組	180元
⑨初次育兒12個月	婦幼天地編譯組	180元
⑩斷乳食與幼兒食	婦幼天地編譯組	180元
⑪培養幼兒能力與性向	婦幼天地編譯組	180元
⑫培養幼兒創造力的玩具與遊戲	婦幼天地編譯組	180元
⑬幼兒的症狀與疾病	婦幼天地編譯組	180元
⑭腿部苗條健美法	婦幼天地編譯組	150元
⑮女性腰痛別忽視	婦幼天地編譯組	150元
⑯舒展身心體操術	李玉瓊編譯	130元
⑰三分鐘臉部體操	趙薇妮著	160元
⑱生動的笑容表情術	趙薇妮著	160元
⑲心曠神怡減肥法	川津祐介著	130元
⑳內衣使妳更美麗	陳玄茹譯	130元
㉑瑜伽美姿美容	黃靜香編著	150元
㉒高雅女性裝扮學	陳珮玲譯	180元
㉓蠶糞肌膚美顏法	坂梨秀子著	160元
㉔認識妳的身體	李玉瓊譯	160元
㉕產後恢復苗條體態	居理安・芙萊喬著	200元
㉖正確護髮美容法	山崎伊久江著	180元

・青 春 天 地・電腦編號17

①A血型與星座	柯素娥編譯	120元
②B血型與星座	柯素娥編譯	120元
③O血型與星座	柯素娥編譯	120元
④AB血型與星座	柯素娥編譯	120元

⑤青春期性教室	呂貴嵐編譯	130元
⑥事半功倍讀書法	王毅希編譯	150元
⑦難解數學破題	宋釗宜編譯	130元
⑧速算解題技巧	宋釗宜編譯	130元
⑨小論文寫作秘訣	林顯茂編譯	120元
⑪中學生野外遊戲	熊谷康編著	120元
⑫恐怖極短篇	柯素娥編譯	130元
⑬恐怖夜話	小毛驢編譯	130元
⑭恐怖幽默短篇	小毛驢編譯	120元
⑮黑色幽默短篇	小毛驢編譯	120元
⑯靈異怪談	小毛驢編譯	130元
⑰錯覺遊戲	小毛驢編譯	130元
⑱整人遊戲	小毛驢編譯	150元
⑲有趣的超常識	柯素娥編譯	130元
⑳哦！原來如此	林慶旺編譯	130元
㉑趣味競賽100種	劉名揚編譯	120元
㉒數學謎題入門	宋釗宜編譯	150元
㉓數學謎題解析	宋釗宜編譯	150元
㉔透視男女心理	林慶旺編譯	120元
㉕少女情懷的自白	李桂蘭編譯	120元
㉖由兄弟姊妹看命運	李玉瓊編譯	130元
㉗趣味的科學魔術	林慶旺編譯	150元
㉘趣味的心理實驗室	李燕玲編譯	150元
㉙愛與性心理測驗	小毛驢編譯	130元
㉚刑案推理解謎	小毛驢編譯	130元
㉛偵探常識推理	小毛驢編譯	130元
㉜偵探常識解謎	小毛驢編譯	130元
㉝偵探推理遊戲	小毛驢編譯	130元
㉞趣味的超魔術	廖玉山編著	150元
㉟趣味的珍奇發明	柯素娥編著	150元
㊱登山用具與技巧	陳瑞菊編著	150元

・健 康 天 地・電腦編號 18

①壓力的預防與治療	柯素娥編譯	130元
②超科學氣的魔力	柯素娥編譯	130元
③尿療法治病的神奇	中尾良一著	130元
④鐵證如山的尿療法奇蹟	廖玉山譯	120元
⑤一日斷食健康法	葉慈容編譯	120元
⑥胃部強健法	陳炳崑譯	120元
⑦癌症早期檢查法	廖松濤譯	130元

⑧老人痴呆症防止法	柯素娥編譯	130元
⑨松葉汁健康飲料	陳麗芬編譯	130元
⑩揉肚臍健康法	永井秋夫著	150元
⑪過勞死、猝死的預防	卓秀貞編譯	130元
⑫高血壓治療與飲食	藤山順豐著	150元
⑬老人看護指南	柯素娥編譯	150元
⑭美容外科淺談	楊啟宏著	150元
⑮美容外科新境界	楊啟宏著	150元
⑯鹽是天然的醫生	西英司郎著	140元
⑰年輕十歲不是夢	梁瑞麟譯	200元
⑱茶料理治百病	桑野和民著	180元
⑲綠茶治病寶典	桑野和民著	150元
⑳杜仲茶養顏減肥法	西田博著	150元
㉑蜂膠驚人療效	瀨長良三郎著	150元
㉒蜂膠治百病	瀨長良三郎著	150元
㉓醫藥與生活	鄭炳全著	160元
㉔鈣長生寶典	落合敏著	180元
㉕大蒜長生寶典	木下繁太郎著	160元
㉖居家自我健康檢查	石川恭三著	160元
㉗永恒的健康人生	李秀鈴譯	200元
㉘大豆卵磷脂長生寶典	劉雪卿譯	150元
㉙芳香療法	梁艾琳譯	160元
㉚醋長生寶典	柯素娥譯	元

• 實用女性學講座 • 電腦編號 19

①解讀女性內心世界	島田一男著	150元
②塑造成熟的女性	島田一男著	150元
③女性整體裝扮學	黃靜香編著	180元
④職業婦女禮儀	黃靜香編著	180元

• 校 園 系 列 • 電腦編號 20

①讀書集中術	多湖輝著	150元
②應考的訣竅	多湖輝著	150元
③輕鬆讀書贏得聯考	多湖輝著	150元
④讀書記憶秘訣	多湖輝著	150元
⑤視力恢復！超速讀術	江錦雲譯	180元

・實用心理學講座・電腦編號 21

①拆穿欺騙伎倆	多湖輝著	140元
②創造好構想	多湖輝著	140元
③面對面心理術	多湖輝著	140元
④僞裝心理術	多湖輝著	140元
⑤透視人性弱點	多湖輝著	140元
⑥自我表現術	多湖輝著	150元
⑦不可思議的人性心理	多湖輝著	150元
⑧催眠術入門	多湖輝著	150元
⑨責罵部屬的藝術	多湖輝著	150元
⑩精神力	多湖輝著	150元
⑪厚黑說服術	多湖輝著	150元
⑫集中力	多湖輝著	150元
⑬構想力	多湖輝著	150元
⑭深層心理術	多湖輝著	160元
⑮深層語言術	多湖輝著	160元
⑯深層說服術	多湖輝著	180元
⑰潛在心理術	多湖輝著	160元

・超現實心理講座・電腦編號 22

①超意識覺醒法	詹蔚芬編譯	130元
②護摩秘法與人生	劉名揚編譯	130元
③秘法！超級仙術入門	陸　明譯	150元
④給地球人的訊息	柯素娥編著	150元
⑤密教的神通力	劉名揚編著	130元
⑥神秘奇妙的世界	平川陽一著	180元
⑦地球文明的超革命	吳秋嬌譯	200元
⑧力量石的秘密	吳秋嬌譯	180元

・養 生 保 健・電腦編號 23

①醫療養生氣功	黃孝寬著	250元
②中國氣功圖譜	余功保著	230元
③少林醫療氣功精粹	井玉蘭著	250元
④龍形實用氣功	吳大才等著	220元
⑤魚戲增視強身氣功	宮　嬰著	220元
⑥嚴新氣功	前新培金著	250元
⑦道家玄牝氣功	張　章著	180元

⑧仙家秘傳袪病功	李遠國著	160元
⑨少林十大健身功	秦慶豐著	180元
⑩中國自控氣功	張明武著	250元
⑪醫療防癌氣功	黃孝寬著	220元
⑫醫療強身氣功	黃孝寬著	220元
⑬醫療點穴氣功	黃孝寬著	220元

•社會人智囊• 電腦編號 24

①糾紛談判術	清水增三著	160元
②創造關鍵術	淺野八郎著	150元
③觀人術	淺野八郎著	180元
④應急詭辯術	廖英迪編著	160元
⑤天才家學習術	木原武一著	160元
⑥猫型狗式鑑人術	淺野八郎著	180元
⑦逆轉運掌握術	淺野八郎著	180元

•精 選 系 列• 電腦編號 25

①毛澤東與鄧小平	渡邊利夫等著	280元
②中國大崩裂		180元

•心 靈 雅 集• 電腦編號 00

①禪言佛語看人生	松濤弘道著	180元
②禪密敎的奧秘	葉逯謙譯	120元
③觀音大法力	田口日勝著	120元
④觀音法力的大功德	田口日勝著	120元
⑤達摩禪106智慧	劉華亭編譯	150元
⑥有趣的佛教研究	葉逯謙編譯	120元
⑦夢的開運法	蕭京凌譯	130元
⑧禪學智慧	柯素娥編譯	130元
⑨女性佛教入門	許俐萍譯	110元
⑩佛像小百科	心靈雅集編譯組	130元
⑪佛教小百科趣談	心靈雅集編譯組	120元
⑫佛教小百科漫談	心靈雅集編譯組	150元
⑬佛教知識小百科	心靈雅集編譯組	150元
⑭佛學名言智慧	松濤弘道著	220元
⑮釋迦名言智慧	松濤弘道著	220元
⑯活人禪	平田精耕著	120元
⑰坐禪入門	柯素娥編譯	120元

⑱現代禪悟	柯素娥編譯	130元
⑲道元禪師語錄	心靈雅集編譯組	130元
⑳佛學經典指南	心靈雅集編譯組	130元
㉑何謂「生」 阿含經	心靈雅集編譯組	150元
㉒一切皆空 般若心經	心靈雅集編譯組	150元
㉓超越迷惘 法句經	心靈雅集編譯組	130元
㉔開拓宇宙觀 華嚴經	心靈雅集編譯組	130元
㉕真實之道 法華經	心靈雅集編譯組	130元
㉖自由自在 涅槃經	心靈雅集編譯組	130元
㉗沈默的教示 維摩經	心靈雅集編譯組	150元
㉘開通心眼 佛語佛戒	心靈雅集編譯組	130元
㉙揭秘寶庫 密教經典	心靈雅集編譯組	130元
㉚坐禪與養生	廖松濤譯	110元
㉛釋尊十戒	柯素娥編譯	120元
㉜佛法與神通	劉欣如編著	120元
㉝悟（正法眼藏的世界）	柯素娥編譯	120元
㉞只管打坐	劉欣如編譯	120元
㉟喬答摩・佛陀傳	劉欣如編著	120元
㊱唐玄奘留學記	劉欣如編譯	120元
㊲佛教的人生觀	劉欣如編譯	110元
㊳無門關（上卷）	心靈雅集編譯組	150元
㊴無門關（下卷）	心靈雅集編譯組	150元
㊵業的思想	劉欣如編著	130元
㊶佛法難學嗎	劉欣如著	140元
㊷佛法實用嗎	劉欣如著	140元
㊸佛法殊勝嗎	劉欣如著	140元
㊹因果報應法則	李常傳編	140元
㊺佛教醫學的奧秘	劉欣如編著	150元
㊻紅塵絕唱	海 若著	130元
㊼佛教生活風情	洪丕謨、姜玉珍著	220元
㊽行住坐臥有佛法	劉欣如著	160元
㊾起心動念是佛法	劉欣如著	160元
㊿四字禪語	曹洞宗青年會	200元
51妙法蓮華經	劉欣如編著	160元

•經 營 管 理• 電腦編號 01

◎創新經營管理六十六大計（精）	蔡弘文編	780元
①如何獲取生意情報	蘇燕謀譯	110元
②經濟常識問答	蘇燕謀譯	130元
③股票致富68秘訣	簡文祥譯	200元

④台灣商戰風雲錄	陳中雄著	120元
⑤推銷大王秘錄	原一平著	180元
⑥新創意・賺大錢	王家成譯	90元
⑦工廠管理新手法	琪　輝著	120元
⑧奇蹟推銷術	蘇燕謀譯	100元
⑨經營參謀	柯順隆譯	120元
⑩美國實業24小時	柯順隆譯	80元
⑪撼動人心的推銷法	原一平著	150元
⑫高竿經營法	蔡弘文編	120元
⑬如何掌握顧客	柯順隆譯	150元
⑭一等一賺錢策略	蔡弘文編	120元
⑯成功經營妙方	鐘文訓著	120元
⑰一流的管理	蔡弘文編	150元
⑱外國人看中韓經濟	劉華亭譯	150元
⑲企業不良幹部群相	琪輝編著	120元
⑳突破商場人際學	林振輝編著	90元
㉑無中生有術	琪輝編著	140元
㉒如何使女人打開錢包	林振輝編著	100元
㉓操縱上司術	邑井操著	90元
㉔小公司經營策略	王嘉誠著	160元
㉕成功的會議技巧	鐘文訓編譯	100元
㉖新時代老闆學	黃柏松編著	100元
㉗如何創造商場智囊團	林振輝編譯	150元
㉘十分鐘推銷術	林振輝編譯	120元
㉙五分鐘育才	黃柏松編譯	100元
㉚成功商場戰術	陸明編譯	100元
㉛商場談話技巧	劉華亭編譯	120元
㉜企業帝王學	鐘文訓譯	90元
㉝自我經濟學	廖松濤編譯	100元
㉞一流的經營	陶田生編著	120元
㉟女性職員管理術	王昭國編譯	120元
㊱ＩＢＭ的人事管理	鐘文訓編譯	150元
㊲現代電腦常識	王昭國編譯	150元
㊳電腦管理的危機	鐘文訓編譯	120元
㊴如何發揮廣告效果	王昭國編譯	150元
㊵最新管理技巧	王昭國編譯	150元
㊶一流推銷術	廖松濤編譯	150元
㊷包裝與促銷技巧	王昭國編譯	130元
㊸企業王國指揮塔	松下幸之助著	120元
㊹企業精鋭兵團	松下幸之助著	120元
㊺企業人事管理	松下幸之助著	100元

㊻華僑經商致富術	廖松濤編譯	130元
㊼豐田式銷售技巧	廖松濤編譯	120元
㊽如何掌握銷售技巧	王昭國編著	130元
㊿洞燭機先的經營	鐘文訓編譯	150元
52新世紀的服務業	鐘文訓編譯	100元
53成功的領導者	廖松濤編譯	120元
54女推銷員成功術	李玉瓊編譯	130元
55ＩＢＭ人才培育術	鐘文訓編譯	100元
56企業人自我突破法	黃琪輝編著	150元
58財富開發術	蔡弘文編著	130元
59成功的店舖設計	鐘文訓編著	150元
61企管回春法	蔡弘文編著	130元
62小企業經營指南	鐘文訓編譯	100元
63商場致勝名言	鐘文訓編譯	150元
64迎接商業新時代	廖松濤編譯	100元
66新手股票投資入門	何朝乾　編	180元
67上揚股與下跌股	何朝乾編譯	180元
68股票速成學	何朝乾編譯	180元
69理財與股票投資策略	黃俊豪編著	180元
70黃金投資策略	黃俊豪編著	180元
71厚黑管理學	廖松濤編譯	180元
72股市致勝格言	呂梅莎編譯	180元
73透視西武集團	林谷燁編譯	150元
76巡迴行銷術	陳蒼杰譯	150元
77推銷的魔術	王嘉誠譯	120元
7860秒指導部屬	周蓮芬編譯	150元
79精銳女推銷員特訓	李玉瓊編譯	130元
80企劃、提案、報告圖表的技巧	鄭　汶　譯	180元
81海外不動產投資	許達守編譯	150元
82八百件的世界策略	李玉瓊譯	150元
83服務業品質管理	吳宜芬譯	180元
84零庫存銷售	黃東謙編譯	150元
85三分鐘推銷管理	劉名揚編譯	150元
86推銷大王奮鬥史	原一平著	150元
87豐田汽車的生產管理	林谷燁編譯	150元

•成功寶庫• 電腦編號 02

①上班族交際術	江森滋著	100元
②拍馬屁訣竅	廖玉山編譯	110元
④聽話的藝術	歐陽輝編譯	110元

⑨求職轉業成功術	陳　義編著	110元
⑩上班族禮儀	廖玉山編著	120元
⑪接近心理學	李玉瓊編著	100元
⑫創造自信的新人生	廖松濤編著	120元
⑭上班族如何出人頭地	廖松濤編著	100元
⑮神奇瞬間瞑想法	廖松濤編譯	100元
⑯人生成功之鑰	楊意苓編著	150元
⑱潛在心理術	多湖輝　著	100元
⑲給企業人的諍言	鐘文訓編著	120元
⑳企業家自律訓練法	陳　義編譯	100元
㉑上班族妖怪學	廖松濤編著	100元
㉒猶太人縱橫世界的奇蹟	孟佑政編著	110元
㉓訪問推銷術	黃静香編著	130元
㉕你是上班族中強者	嚴思圖編著	100元
㉖向失敗挑戰	黃静香編著	100元
㉙機智應對術	李玉瓊編著	130元
㉚成功頓悟100則	蕭京凌編譯	130元
㉛掌握好運100則	蕭京凌編譯	110元
㉜知性幽默	李玉瓊編譯	130元
㉝熟記對方絕招	黃静香編譯	100元
㉞男性成功秘訣	陳蒼杰編譯	130元
㊱業務員成功秘方	李玉瓊編著	120元
㊲察言觀色的技巧	劉華亭編著	130元
㊳一流領導力	施義彥編譯	120元
㊴一流說服力	李玉瓊編著	130元
㊵30秒鐘推銷術	廖松濤編譯	150元
㊶猶太成功商法	周蓮芬編譯	120元
㊷尖端時代行銷策略	陳蒼杰編著	100元
㊸顧客管理學	廖松濤編著	100元
㊹如何使對方說Yes	程　羲編著	150元
㊺如何提高工作效率	劉華亭編著	150元
㊼上班族口才學	楊鴻儒譯	120元
㊽上班族新鮮人須知	程　羲編著	120元
㊾如何左右逢源	程　羲編著	130元
㊿語言的心理戰	多湖輝著	130元
(51)扣人心弦演說術	劉名揚編著	120元
(53)如何增進記憶力、集中力	廖松濤譯	130元
(55)性惡企業管理學	陳蒼杰譯	130元
(56)自我啟發200招	楊鴻儒編著	150元
(57)做個傑出女職員	劉名揚編著	130元
(58)靈活的集團營運術	楊鴻儒編著	120元

⑥⓪個案研究活用法	楊鴻儒編著	130元
⑥①企業教育訓練遊戲	楊鴻儒編著	120元
⑥②管理者的智慧	程　義編譯	130元
⑥③做個佼佼管理者	馬筱莉編譯	130元
⑥④智慧型說話技巧	沈永嘉編譯	130元
⑥⑥活用佛學於經營	松濤弘道著	150元
⑥⑦活用禪學於企業	柯素娥編譯	130元
⑥⑧詭辯的智慧	沈永嘉編譯	150元
⑥⑨幽默詭辯術	廖玉山編譯	150元
⑦⓪拿破崙智慧箴言	柯素娥編譯	130元
⑦①自我培育・超越	蕭京凌編譯	150元
⑦④時間即一切	沈永嘉編譯	130元
⑦⑤自我脫胎換骨	柯素娥譯	150元
⑦⑥贏在起跑點—人才培育鐵則	楊鴻儒編譯	150元
⑦⑦做一枚活棋	李玉瓊編譯	130元
⑦⑧面試成功戰略	柯素娥編譯	130元
⑦⑨自我介紹與社交禮儀	柯素娥編譯	150元
⑧⓪說NO的技巧	廖玉山編譯	130元
⑧①瞬間攻破心防法	廖玉山編譯	120元
⑧②改變一生的名言	李玉瓊編譯	130元
⑧③性格性向創前程	楊鴻儒編譯	130元
⑧④訪問行銷新竅門	廖玉山編譯	150元
⑧⑤無所不達的推銷話術	李玉瓊編譯	150元

•處世智慧•電腦編號 03

①如何改變你自己	陸明編譯	120元
②人性心理陷阱	多湖輝著	90元
④幽默說話術	林振輝編譯	120元
⑤讀書36計	黃柏松編譯	120元
⑥靈感成功術	譚繼山編譯	80元
⑧扭轉一生的五分鐘	黃柏松編譯	100元
⑨知人、知面、知其心	林振輝譯	110元
⑩現代人的詭計	林振輝譯	100元
⑫如何利用你的時間	蘇遠謀譯	80元
⑬口才必勝術	黃柏松編譯	120元
⑭女性的智慧	譚繼山編譯	90元
⑮如何突破孤獨	張文志編譯	80元
⑯人生的體驗	陸明編譯	80元
⑰微笑社交術	張芳明譯	90元
⑱幽默吹牛術	金子登著	90元

⑲攻心說服術	多湖輝著	100元
⑳當機立斷	陸明編譯	70元
㉑勝利者的戰略	宋恩臨編譯	80元
㉒如何交朋友	安紀芳編著	70元
㉓鬥智奇謀（諸葛孔明兵法）	陳炳崑著	70元
㉔慧心良言	亦 奇著	80元
㉕名家慧語	蔡逸鴻主編	90元
㉗稱霸者啟示金言	黃柏松編譯	90元
㉘如何發揮你的潛能	陸明編譯	90元
㉙女人身態語言學	李常傳譯	130元
㉚摸透女人心	張文志譯	90元
㉛現代戀愛秘訣	王家成譯	70元
㉜給女人的悄悄話	妮倩編譯	90元
㉞如何開拓快樂人生	陸明編譯	90元
㉟驚人時間活用法	鐘文訓譯	80元
㊱成功的捷徑	鐘文訓譯	70元
㊲幽默逗笑術	林振輝著	120元
㊳活用血型讀書法	陳炳崑譯	80元
㊴心 燈	葉于模著	100元
㊵當心受騙	林顯茂譯	90元
㊶心・體・命運	蘇燕謀譯	70元
㊷如何使頭腦更敏銳	陸明編譯	70元
㊸宮本武藏五輪書金言錄	宮本武藏著	100元
㊺勇者的智慧	黃柏松編譯	80元
㊼成熟的愛	林振輝譯	120元
㊽現代女性駕馭術	蔡德華著	90元
㊾禁忌遊戲	酒井潔著	90元
㊿摸透男人心	劉華亭編譯	80元
53如何達成願望	謝世輝著	90元
54創造奇蹟的「想念法」	謝世輝著	90元
55創造成功奇蹟	謝世輝著	90元
56男女幽默趣典	劉華亭譯	90元
57幻想與成功	廖松濤譯	80元
58反派角色的啟示	廖松濤編譯	70元
59現代女性須知	劉華亭編著	75元
61機智說話術	劉華亭編譯	100元
62如何突破內向	姜倩怡編譯	110元
64讀心術入門	王家成編譯	100元
65如何解除內心壓力	林美羽編著	110元
66取信於人的技巧	多湖輝著	110元
67如何培養堅強的自我	林美羽編著	90元

㊳自我能力的開拓	卓一凡編著	110元
⑳縱橫交涉術	嚴思圖編著	90元
㉑如何培養妳的魅力	劉文珊編著	90元
㉒魅力的力量	姜倩怡編著	90元
㉓金錢心理學	多湖輝著	100元
㉔語言的圈套	多湖輝著	110元
㉕個性膽怯者的成功術	廖松濤編譯	100元
㉖人性的光輝	文可式編著	90元
㉘驚人的速讀術	鐘文訓編譯	90元
㉙培養靈敏頭腦秘訣	廖玉山編著	90元
㊵夜晚心理術	鄭秀美編譯	80元
㊶如何做個成熟的女性	李玉瓊編著	80元
㊷現代女性成功術	劉文珊編著	90元
㊸成功說話技巧	梁惠珠編譯	100元
㊹人生的真諦	鐘文訓編譯	100元
㊺妳是人見人愛的女孩	廖松濤編著	120元
㊼指尖・頭腦體操	蕭京凌編譯	90元
㊽電話應對禮儀	蕭京凌編著	120元
㊾自我表現的威力	廖松濤編譯	100元
㊿名人名語啟示錄	喬家楓編著	100元
91男與女的哲思	程鐘梅編譯	110元
92靈思慧語	牧　風著	110元
93心靈夜語	牧　風著	100元
94激盪腦力訓練	廖松濤編譯	100元
95三分鐘頭腦活性法	廖玉山編譯	110元
96星期一的智慧	廖玉山編譯	100元
97溝通說服術	賴文琇編譯	100元
98超速讀超記憶法	廖松濤編譯	140元

・健康與美容・電腦編號 04

①B型肝炎預防與治療	曾慧琪譯	130元
③媚酒傳（中國王朝秘酒）	陸明主編	120元
④藥酒與健康果菜汁	成玉主編	150元
⑤中國回春健康術	蔡一藩著	100元
⑥奇蹟的斷食療法	蘇燕謀譯	110元
⑧健美食物法	陳炳崑譯	120元
⑨驚異的漢方療法	唐龍編著	90元
⑩不老強精食	唐龍編著	100元
⑪經脈美容法	月乃桂子著	90元
⑫五分鐘跳繩健身法	蘇明達譯	100元

⑬睡眠健康法	王家成譯	80元
⑭你就是名醫	張芳明譯	90元
⑮如何保護你的眼睛	蘇燕謀譯	70元
⑯自我指壓術	今井義睛著	120元
⑰室內身體鍛鍊法	陳炳崑譯	100元
⑲釋迦長壽健康法	譚繼山譯	90元
⑳腳部按摩健康法	譚繼山譯	120元
㉑自律健康法	蘇明達譯	90元
㉓身心保健座右銘	張仁福著	160元
㉔腦中風家庭看護與運動治療	林振輝譯	100元
㉕秘傳醫學人相術	成玉主編	120元
㉖導引術入門(1)治療慢性病	成玉主編	110元
㉗導引術入門(2)健康・美容	成玉主編	110元
㉘導引術入門(3)身心健康法	成玉主編	110元
㉙妙用靈藥・蘆薈	李常傳譯	150元
㉚萬病回春百科	吳通華著	150元
㉛初次懷孕的10個月	成玉編譯	130元
㉜中國秘傳氣功治百病	陳炳崑編譯	130元
㉞仙人成仙術	陸明編譯	100元
㉟仙人長生不老學	陸明編譯	100元
㊱釋迦秘傳米粒刺激法	鐘文訓譯	120元
㊲痔・治療與預防	陸明編譯	130元
㊳自我防身絕技	陳炳崑編譯	120元
㊴運動不足時疲勞消除法	廖松濤譯	110元
㊵三溫暖健康法	鐘文訓編譯	90元
㊷維他命C新效果	鐘文訓譯	90元
㊸維他命與健康	鐘文訓譯	150元
㊺森林浴—綠的健康法	劉華亭編譯	80元
㊼導引術入門(4)酒浴健康法	成玉主編	90元
㊽導引術入門(5)不老回春法	成玉主編	90元
㊾山白竹（劍竹）健康法	鐘文訓譯	90元
㊿解救你的心臟	鐘文訓編譯	100元
51牙齒保健法	廖玉山譯	90元
52超人氣功法	陸明編譯	110元
53超能力秘密開發法	廖松濤譯	80元
54借力的奇蹟(1)	力拔山著	100元
55借力的奇蹟(2)	力拔山著	100元
56五分鐘小睡健康法	呂添發撰	120元
57禿髮、白髮預防與治療	陳炳崑撰	120元
58吃出健康藥膳	劉大器著	100元
59艾草健康法	張汝明編譯	90元

⑥⓪一分鐘健康診斷	蕭京凌編譯	90元
⑥①念術入門	黃靜香編譯	90元
⑥②念術健康法	黃靜香編譯	90元
⑥③健身回春法	梁惠珠編譯	100元
⑥④姿勢養生法	黃秀娟編譯	90元
⑥⑤仙人瞑想法	鐘文訓譯	120元
⑥⑥人蔘的神效	林慶旺譯	100元
⑥⑦奇穴治百病	吳通華著	120元
⑥⑧中國傳統健康法	靳海東著	100元
⑥⑨下半身減肥法	納他夏・史達賓著	110元
⑦⓪使妳的肌膚更亮麗	楊 皓編譯	100元
⑦①酵素健康法	楊 皓編譯	120元
⑦③腰痛預防與治療	五味雅吉著	100元
⑦④如何預防心臟病・腦中風	譚定長等著	100元
⑦⑤少女的生理秘密	蕭京凌譯	120元
⑦⑥頭部按摩與針灸	楊鴻儒譯	100元
⑦⑦雙極療術入門	林聖道著	100元
⑦⑧氣功自療法	梁景蓮著	120元
⑦⑨大蒜健康法	李玉瓊編譯	100元
⑧⓪紅蘿蔔汁斷食療法	李玉瓊譯	120元
⑧①健胸美容秘訣	黃靜香譯	120元
⑧②鍺奇蹟療效	林宏儒譯	120元
⑧③三分鐘健身運動	廖玉山譯	120元
⑧④尿療法的奇蹟	廖玉山譯	120元
⑧⑤神奇的聚積療法	廖玉山譯	120元
⑧⑥預防運動傷害伸展體操	楊鴻儒編譯	120元
⑧⑦糖尿病預防與治療	石莉涓譯	150元
⑧⑧五日就能改變你	柯素娥譯	110元
⑧⑨三分鐘氣功健康法	陳美華譯	120元
⑨⓪痛風劇痛消除法	余昇凌譯	120元
⑨①道家氣功術	早島正雄著	130元
⑨②氣功減肥術	早島正雄著	120元
⑨③超能力氣功法	柯素娥譯	130元
⑨④氣的瞑想法	早島正雄著	120元

•家庭／生活•電腦編號05

①單身女郎生活經驗談	廖玉山編著	100元
②血型・人際關係	黃靜編著	120元
③血型・妻子	黃靜編著	110元
④血型・丈夫	廖玉山編譯	130元

⑤血型・升學考試	沈永嘉編譯	120元
⑥血型・臉型・愛情	鐘文訓編譯	120元
⑦現代社交須知	廖松濤編譯	100元
⑧簡易家庭按摩	鐘文訓編譯	150元
⑨圖解家庭看護	廖玉山編譯	120元
⑩生男育女隨心所欲	岡正基編著	160元
⑪家庭急救治療法	鐘文訓編著	100元
⑫新孕婦體操	林曉鐘譯	120元
⑬從食物改變個性	廖玉山編譯	100元
⑭藥草的自然療法	東城百合子著	200元
⑮糙米菜食與健康料理	東城百合子著	180元
⑯現代人的婚姻危機	黃　靜編著	90元
⑰親子遊戲　0歲	林慶旺編譯	100元
⑱親子遊戲　1～2歲	林慶旺編譯	110元
⑲親子遊戲　3歲	林慶旺編譯	100元
⑳女性醫學新知	林曉鐘編譯	130元
㉑媽媽與嬰兒	張汝明編譯	180元
㉒生活智慧百科	黃　静編譯	100元
㉓手相・健康・你	林曉鐘編譯	120元
㉔菜食與健康	張汝明編譯	110元
㉕家庭素食料理	陳東達著	140元
㉖性能力活用秘法	米開・尼里著	150元
㉗兩性之間	林慶旺編譯	120元
㉘性感經穴健康法	蕭京凌編譯	150元
㉙幼兒推拿健康法	蕭京凌編譯	100元
㉚談中國料理	丁秀山編著	100元
㉛舌技入門	增田豐　著	130元
㉜預防癌症的飲食法	黃静香編譯	150元
㉝性與健康寶典	黃静香編譯	180元
㉞正確避孕法	蕭京凌編譯	130元
㉟吃的更漂亮美容食譜	楊萬里著	120元
㊱圖解交際舞速成	鐘文訓編譯	150元
㊲觀相導引術	沈永嘉譯	130元
㊳初為人母12個月	陳義譯	130元
㊴圖解麻將入門	顧安行編譯	160元
㊵麻將必勝秘訣	石利夫編譯	130元
㊶女性一生與漢方	蕭京凌編譯	100元
㊷家電的使用與修護	鐘文訓編譯	130元
㊸錯誤的家庭醫療法	鐘文訓編譯	100元
㊹簡易防身術	陳慧珍編譯	130元
㊺茶健康法	鐘文訓編譯	130元

㊻雞尾酒大全	劉雪卿譯	180元
㊼生活的藝術	沈永嘉編著	120元
㊽雜草雜果健康法	沈永嘉編著	120元
㊾如何選擇理想妻子	荒谷慈著	110元
㊿如何選擇理想丈夫	荒谷慈著	110元
51中國食與性的智慧	根本光人著	150元
52開運法話	陳宏男譯	100元
53禪語經典＜上＞	平田精耕著	150元
54禪語經典＜下＞	平田精耕著	150元
55手掌按摩健康法	鐘文訓譯	180元
56脚底按摩健康法	鐘文訓譯	150元
57仙道運氣健身法	高藤聰一郎著	150元
58健心、健體呼吸法	蕭京凌譯	120元
59自彊術入門	蕭京凌譯	120元
60指技入門	增田豐著	130元
61下半身鍛鍊法	增田豐著	180元
62表象式學舞法	黃靜香編譯	180元
63圖解家庭瑜伽	鐘文訓譯	130元
64食物治療寶典	黃靜香編譯	130元
65智障兒保育入門	楊鴻儒譯	130元
66自閉兒童指導入門	楊鴻儒譯	180元
67乳癌發現與治療	黃靜香譯	130元
68盆栽培養與欣賞	廖啟新編譯	150元
69世界手語入門	蕭京凌編譯	180元
70賽馬必勝法	李錦雀編譯	200元
71中藥健康粥	蕭京凌編譯	120元
72健康食品指南	劉文珊編譯	130元
73健康長壽飲食法	鐘文訓編譯	150元
74夜生活規則	增田豐著	120元
75自製家庭食品	鐘文訓編譯	200元
76仙道帝王招財術	廖玉山譯	130元
77「氣」的蓄財術	劉名揚譯	130元
78佛教健康法入門	劉名揚譯	130元
79男女健康醫學	郭汝蘭譯	150元
80成功的果樹培育法	張煌編譯	130元
81實用家庭菜園	孔翔儀編譯	130元
82氣與中國飲食法	柯素娥編譯	130元
83世界生活趣譚	林其英著	160元
84胎教二八〇天	鄭淑美譯	180元
85酒自己動手釀	柯素娥編著	160元
86自己動「手」健康法	手嶋曻著	160元

•命理與預言•電腦編號06

①星座算命術	張文志譯	120元
③圖解命運學	陸明編著	200元
④中國秘傳面相術	陳炳崑編著	110元
⑤輪迴法則（生命轉生的秘密）	五島勉著	80元
⑥命名彙典	水雲居士編著	180元
⑦簡明紫微斗術命運學	唐龍編著	130元
⑧住宅風水吉凶判斷法	琪輝編譯	120元
⑨鬼谷算命秘術	鬼谷子著	150元
⑩中國算命占星學	陸　明著	120元
⑪女性星魂術	岩滿羅門著	200元
⑫簡明四柱推命學	李常傳編譯	150元
⑭十二支命相學	王家成譯	80元
⑮啟示錄中的世界末日	蘇燕謀編譯	80元
⑯簡明易占學	黃小娥著	100元
⑰指紋算命學	邱夢蕾譯	90元
⑱樸克牌占卜入門	王家成譯	100元
⑲Ａ血型與十二生肖	鄒雲英編譯	90元
⑳Ｂ血型與十二生肖	鄒雲英編譯	90元
㉑Ｏ血型與十二生肖	鄒雲英編譯	100元
㉒ＡＢ血型與十二生肖	鄒雲英編譯	90元
㉓筆跡占卜學	周子敬著	120元
㉔神秘消失的人類	林達中譯	80元
㉕世界之謎與怪談	陳炳崑譯	80元
㉖符咒術入門	柳玉山人編	150元
㉗神奇的白符咒	柳玉山人編	160元
㉘神奇的紫符咒	柳玉山人編	120元
㉙秘咒魔法開運術	吳慧鈴編譯	180元
㉚中國式面相學入門	蕭京凌編著	90元
㉛改變命運的手相術	鐘文訓編著	120元
㉜黃帝手相占術	鮑黎明著	130元
㉝惡魔的咒法	杜美芳譯	150元
㉞脚相開運術	王瑞禎譯	130元
㉟面相開運術	許麗玲譯	150元
㊱房屋風水與運勢	邱震睿編譯	160元
㊲商店風水與運勢	邱震睿編譯	130元
㊳諸葛流天文遁甲	巫立華譯	150元
㊴聖帝五龍占術	廖玉山譯	180元
㊵萬能神算	張助馨編著	120元

㊶神祕的前世占卜	劉名揚譯	150元
㊷諸葛流奇門遁甲	巫立華譯	150元
㊸諸葛流四柱推命	巫立華譯	180元
㊹室內裝潢開運法	小林祥晃著	250元

・教 養 特 輯・電腦編號 07

①管教子女絕招	多湖輝著	70元
⑤如何教育幼兒	林振輝譯	80元
⑥看圖學英文	陳炳崑編著	90元
⑦關心孩子的眼睛	陸明編	70元
⑧如何生育優秀下一代	邱夢蕾編著	100元
⑨父母如何與子女相處	安紀芳編譯	80元
⑩現代育兒指南	劉華亭編譯	90元
⑫如何培養自立的下一代	黃靜香編譯	80元
⑬使用雙手增強腦力	沈永嘉編譯	70元
⑭教養孩子的母親暗示法	多湖輝著	90元
⑮奇蹟教養法	鐘文訓編譯	90元
⑯慈父嚴母的時代	多湖輝著	90元
⑰如何發現問題兒童的才智	林慶旺譯	100元
⑱再見！夜尿症	黃靜香編譯	90元
⑲育兒新智慧	黃靜編譯	90元
⑳長子培育術	劉華亭編譯	80元
㉑親子運動遊戲	蕭京凌編譯	90元
㉒一分鐘刺激會話法	鐘文訓編著	90元
㉓啟發孩子讀書的興趣	李玉瓊編著	100元
㉔如何使孩子更聰明	黃靜編著	100元
㉕３・４歲育兒寶典	黃靜香編譯	100元
㉖一對一教育法	林振輝編譯	100元
㉗母親的七大過失	鐘文訓編譯	100元
㉘幼兒才能開發測驗	蕭京凌編譯	100元
㉙教養孩子的智慧之眼	黃靜香編譯	100元
㉚如何創造天才兒童	林振輝編譯	90元
㉛如何使孩子數學滿點	林明嬋編著	100元

・消 遣 特 輯・電腦編號 08

①小動物飼養秘訣	徐道政譯	120元
②狗的飼養與訓練	張文志譯	130元
③四季釣魚法	釣朋會編	120元
④鴿的飼養與訓練	林振輝譯	120元

國立中央圖書館出版品預行編目資料

安琪拉美姿養生學／安琪拉蘭絲博瑞著；劉名揚譯，
——初版，——臺北市；大展，民84
面；　公分，——（婦幼天地；27）
譯自：Angela Lansbury's Positive Moves
ISBN 957-557-548-2（平裝）

1. 健康法

411.75　　84010727

安琪拉美姿養生學

ISBN 957-557-548-2

原 著 者／安琪拉蘭絲博瑞
Angela Lansbury with Mimi Avins
編 譯 者／劉　名　揚
發 行 人／蔡　森　明
出 版 者／大展出版社有限公司
社　　址／台北市北投區（石牌）
致遠一路二段12巷1號
電　　話／(02) 8236031・8236033
傳　　眞／(02) 8272069
郵政劃撥／0166955－1
登 記 證／局版臺業字第2171號

承 印 者／國順圖書印刷公司
裝　　訂／嶸興裝訂有限公司
排 版 者／千賓電腦打字有限公司
電　　話／（02）8836052
初　　版／1995年（民84年）10月
定　　價／180元